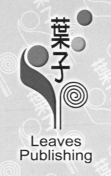

Leaves
Publishing

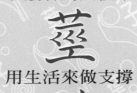
根
以讀者為其根本

莖
用生活來做支撐

葉
引發思考或功用

果
獲取效益或趣味

國內第一本親子共讀的飲食生活書

# 學齡童的營養書

王彥懿◎著

銀杏GINKGO

# 學齡童的營養書

編 著 者：王彥懿
出 版 者：葉子出版股份有限公司
發 行 人：宋宏智
企劃主編：林淑雯、陳裕升、萬麗慧、鄭淑娟
媒體企劃：汪君瑜
活動企劃：洪崇耀
責任編輯：姚奉綺
印　　務：黃志賢
專案行銷：吳明潤、張曜鐘、林欣穎、吳惠娟
登 記 證：局版北市業字第677號
地　　址：台北市新生南路三段88號7樓之3
電　　話：（02）2366-0309　傳真：（02）2366-0310
讀者服務信箱：service@ycrc.com.tw
網　　址：http://www.ycrc.com.tw
郵撥帳號：19735365　　　　戶名：葉忠賢
印　　刷：鼎易印刷事業事業股份有限公司
法律顧問：北辰著作權事務所
初版一刷：2004年 8 月　　　新台幣：280元
I S B N：986-7609-32-8（平裝）

國家圖書館出版品預行編目資料

學齡童的營養書 / 王彥懿作. -- 初版. -- 臺
北市：葉子，2004[民93]
面；　公分. -- (銀杏)
ISBN 986-7609-32-8（平裝）

1. 營養　　2. 飲食

411.3　　　　　　　93010482

總 經 銷：揚智文化事業股份有限公司
地　　址：台北市新生南路三段88號5樓之6
電　　話：(02)2366-0309
傳　　真：(02)2366-0310

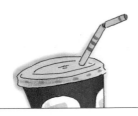

# 用正確的方法，提供孩子適當的營養

　　《學齡童的營養書》一書在此營養素攝取過剩之時代，出書實在是非常的恰當且實際。因目前之飲食習慣和對於食物之看法，及其營養等諸多問題，可說是與四十、五十年代有許多的改變與認知上的差異，且有許多父母親本身對於應攝取哪些食物及營養之吸收等方面之正確常識似乎均存於一知半解之情況較多，而且也往往在一知半解之不明瞭狀況下，無形中當父母親者，雖出發點上是以最好的條件來提供給自己小孩的飲食攝取；但在於正確的情況下是應該不會造成小孩有偏食、厭食及過瘦或過胖之情形發生，然而事實上依流行病學的調查等可發現在於學齡期、國中期之學生，普遍均有肥胖及過度消瘦的及腸胃性疾病等問題產生，也往往令為人父母或學校之教師等覺得有些不知所措的問題浮現；這點其實也是目前營養學界對於營養教育及飲食文化上無法完全貫徹及無力之處。

　　本書作者王彥懿小姐，乃本校營養學系之優秀畢業生之一，於畢業後，出國取得美國康乃爾大學營養生化碩士學位，返國後即完全投入了營養教育等方面的工作，用心之處實可為同期生之榜樣。也因為有感於目前小孩時期對於飲食均是以自己喜歡之飲食物為主，同時也因社會之變遷，大多數父母親均是需要就職之情況下，以致於無形中忽略了照顧及教導小孩基本家教及正確之飲食習慣，而形成了營養過剩、營養不良或因壓力紓解的關係而導致無法彌補之營養缺憾。

　　本書由最基本之飲食知識的認知開始，作了有系統之分類、說明及探討。依作者本人所投入的觀察及經驗，以最簡單之文字來完成各個章節之分類及敘述，深入淺出，應可以讓非營養人瞭解各種飲食上的問題點，而快速的去解決，期能使生活於台灣未來的主人翁能邁向更健康與快樂的童年；同時也鼓勵作者所投入之精神及愛心是為序。

中山醫學大學 營養學系主任

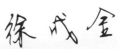

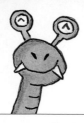

# 說給小朋友聽的營養故事

　　初次接觸彥懿老師是在我剛接任長庚大學護理系系主任的時候。當時剛由鄰校調入，就面臨要找營養學與疾病營養學的老師。四處打聽下，友人介紹了彥懿老師。她豐富的專業學養與和藹可親的態度讓我覺得找對了。實際授課後，學生的反應更讓我確認這件事實。其實我一直都很羨慕她能兼顧家庭與事業，同時扮演好母親與老師的角色。這不也是許多職業婦女的夢想嗎！

　　我自己本身的專長是成人護理，但要讓三個小孩了解自己的身體也有詞窮之際。所以我很佩服小孩班上的故事媽媽，藉由故事的描述與解說，讓這群孩子從中學習。彥懿老師就有這個本事，現在她結合營養專業知識與說故事之長處來編寫這本書，我似乎看到位熱心的故事媽媽正在給小朋友說營養的相關故事。看看這本書所含蓋的內容——從食物金字塔到飲食寶典——大抵可以滿足小朋友平日所需。古訓「民以食為天」，為人父母者若能善用書中的營養小故事與相關知識，教導下一代營養知識，自有吃得健康的孩子，才有健康的下一代。在這裡，我看到一片健康的天空，您看到了嗎？

長庚大學護理系副教授兼衛生保健組組長

劉雪娥

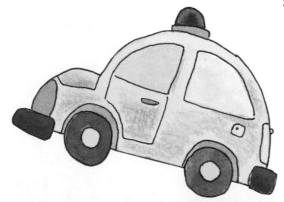

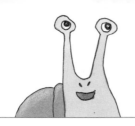

# 健康的吃，健康的成長

　　彥懿一直是頭腦冷靜，很會分析事情給朋友聽的人；清楚明白，但是又不會流於說教，可以讓人感受到她的關心，《學齡童的營養書》這本書也是給人同樣的感受。

　　該怎麼吃才會健康是現在社會很多人的煩惱；而該怎麼給小孩吃，才會讓小孩發育良好更是很多父母的重大課題。市面上林林總總的零食與五花八門的健康食品一大堆，應該怎麼取捨；肉類、青菜、水果與米飯等等食物應該怎麼引導小朋友去選擇，或是每天應該吃多少都是一門大學問，除了家長之外，老師的責任也不輕。一般營養教科書可能太無趣又深奧，圖畫繪本或故事書雖有趣，但是很多道理又說得不夠清楚。《學齡童的營養書》以深入淺出的方式把一些學齡期兒童常見的營養問題與比較重要的營養相關概念整理出來，連食物份量的概念也做了一些簡單的比例說明，再加上個案的小故事，相信可以讓很多父母與老師在本書中找到與兒童營養有關之疑惑的解答。希望大家閱讀了本書後，不管師長或是學童都能吃的更有營養概念，身體更健康。

台北醫學大學保健營養學系　助理教授

陳怡君

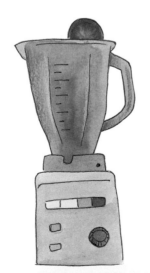

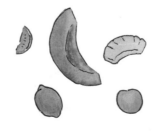

# 讓孩子學習做好自我的健康管理

　　自己當了媽媽以後，才知道要依照一家大小的營養和口味，妥善的安排好一天內的食物，是一項非常高難度的挑戰，需要不斷的嘗試和增加烹煮的功力，想辦法利用最短的時間、最簡單的方法，做出最受全家歡迎的菜色。孩子有時候會因為生病不舒服而影響了食慾，有時候會因為太喜歡某種食物而吃過量了，各種狀況都需要媽媽的角色隨時跟進和追蹤。

　　幸好孩子漸漸大了，也樂於和媽媽討論一些食物的問題，有的問題還很複雜，例如：「吃了豬肉和牛肉對身體有什麼不同？」「為什麼一定要吃這麼多蔬菜？」「吃麵包算不算是吃飯？」真的不是三言兩語就可以說明得清楚，常常很慶幸自己是學營養的，可以馬上回答孩子對於食物稀奇古怪的問題，但是，一般的媽媽呢？她們可以從哪裡得到訊息，並且從容的回答？

　　本來只是在教書的時候會將學齡期的營養作一些介紹，希望學生們可以應用在臨床的衛教上，或是小姪子小外甥身上，後來陸陸續續有媽媽們會因為筆者擔任營養學科的教學工作，和筆者一起分享和討論孩子在生長過程中的飲食問題，之後，又因緣際會的擔任國小的「故事媽媽」，想試著對小朋友們說一些簡單的營養觀念，沒想到孩子們都很仔細的聽，也認真的學，班上的媽媽們也都訝異孩子的吸收能力，並且真的關心起自己吃的食物。這些因素，都激勵了筆者想為家長和小學老師們，彙整一些資料，完成一本親子共讀的營養書，當孩子又有食物或營養的問題時，爸爸媽媽可以隨手翻起這本書，並且和孩子們一同討論。

　　這本書的目的，最終是希望透過家長和老師們的正確教導後，孩子們可以盡早自己學習做好自我的健康管理，正確的選擇食物，也健康快樂的長大。而食物本身，就不應該是嚴肅的話題，所制定的規範，也不是一陳不變，畢竟，他們還是孩子，只要爸爸媽媽把握住大原則，適當的給予一些童心的空間，應該可以相信孩子們在耳濡目染下，會漸漸重視自己吃進去的食物。

王彥懿

# 打造一把開啟健康的鑰匙

　　許多家長都很關心自己的寶貝到底吃得夠不夠，也想知道他們吃得對不對，卻找不到一個資訊窗口，讓自己比對一下該怎麼幫他們準備餐點、回答食物相關的問題，甚至是遇到小朋友對食物的取捨展現出固執態度時，該怎麼處理。希望這本書可以為家長提供一些切身實用的訊息，同時加入了適合國小學童閱讀的小故事，故事後面都會附上「給小朋友的話」和「給爸爸媽媽的話」，藉由孩子和大人不同的角度來看食物和吃的問題。「給爸爸媽媽的話」部分將會就單一主題，提供更完整的資訊，也讓爸爸媽媽藉由正確的資訊而展現自信，從容回答孩子們稀奇古怪的問題。透過這本書的引導，讓親子間有共同討論的話題，讓家長們可以更有信心的為寶貝們打造一把開啟健康大門的鑰匙。

　　小朋友都好喜歡知道爸爸媽媽在看什麼書，總是興致勃勃的翻一翻、看一看裡面寫一些什麼內容，有一些字看不懂，有一些辭語好難，有一些表格好複雜，為什麼爸媽總說：「去看自己的書！」爸爸媽媽，您的書也可以借我看一下嗎？

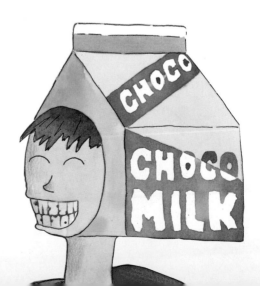

# C o n t e n t s

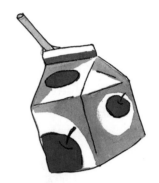

## UNIT 1 閃亮金字塔──認識均衡飲食 **13**

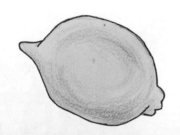

# Contents

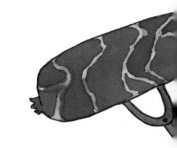

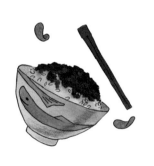

# C o n t e n t s

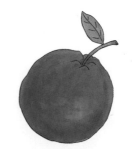

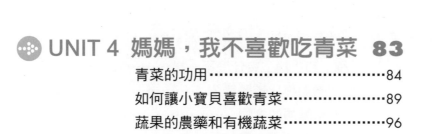
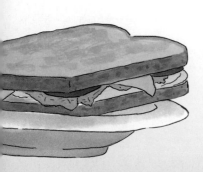

# C o n t e n t s

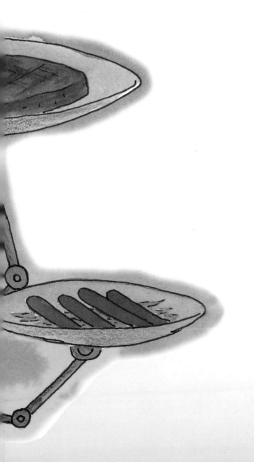

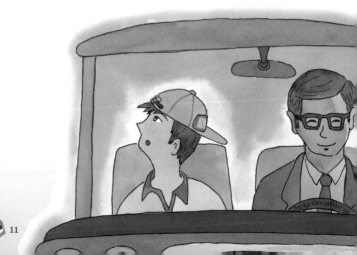

# C o n t e n t s

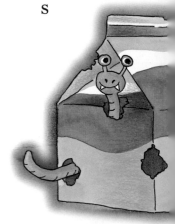

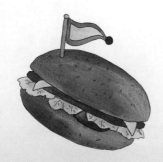

# 閃亮金字塔
## —認識均衡飲食

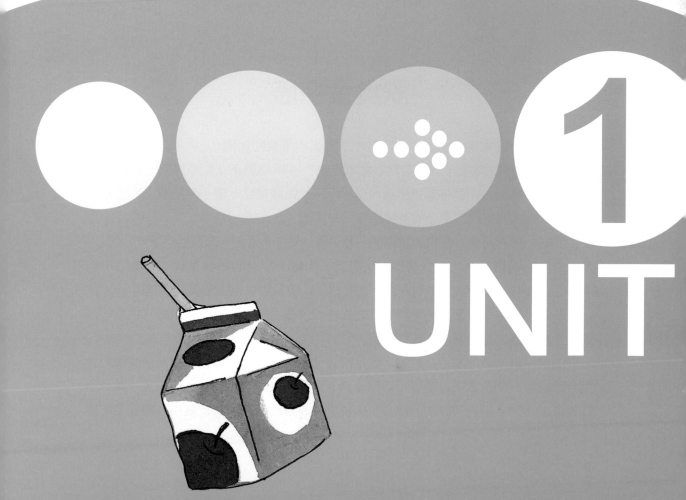

UNIT 1

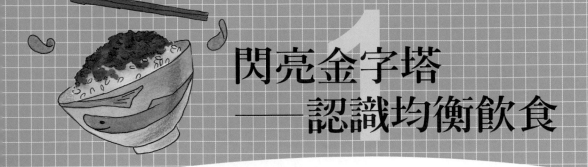

# 閃亮金字塔
## ——認識均衡飲食

## 飲食金字塔

　　孩子放學回家第一句話,常常是:「今天中午要吃什麼?」「今天晚餐要吃什麼?」「我肚子好餓喔,有沒有點心可以吃啊?」不論是正在忙家務事、或是剛下班的媽媽,常常一頭就得栽進廚房,馬不停蹄的張羅餐點,要不就是買了明明知道不妥當,可是覺得可以應急的各種點心,先讓孩子充充飢。

　　媽媽心裡有沒有一把尺,可以想一想、算一算:「整天下來要給孩子吃什麼?」

　　有的媽媽會說:「我很想做,可是我又不懂。」有的媽媽會說:「算的再精準,小孩不吃也沒辦法。」有的甚至更悲觀:「他只要肯吃,也就隨便他選了。」

　　其實,幫孩子找出他們應該攝取的食物和營養份量並不難,就只有三個基本原則:**「質要好,量要對,種類要均衡。」**

　　如果更進一步解釋這些原則,就是得盡量幫孩子準備各種新鮮原料所製備的餐點,講究原料的品質;份量要約略均分到一整天的餐次,也許是三或四餐,而且不宜過量或不足;最好可以依照節令,採買當季的各種蔬果,廣泛選用各種安全的動

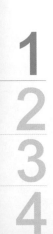

物性食物，在不同種食材間，交互替換，以求均衡。

　　大部分家長比較不清楚的部分，應該是「份量」的取捨，和不同類食物間應該有的比例問題。當家長不清楚份量與比例的原則時，很常出現的狀況就包括了：

　　孩子說：「我已經吃不下了。」大人說：「沒關係，肉先吃完就可以了。」

　　孩子說：「飯太乾了，我吃不下。」大人說：「幫你拌一些湯到飯裡面就好吃多了。」

　　甚至有的孩子隨時隨地想吃，家長也不知道如何有效的改善狀況，而塑造了體重過重的問題。

　　其實，這些情形都可以透過爸爸媽媽稍稍用一點心，把「飲食金字塔」的概念放到廚房裡，再看孩子的飲食問題，可就簡單多了。

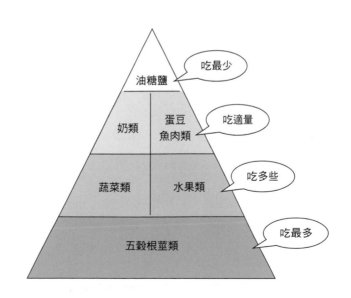

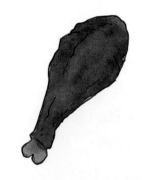

每一種食物都有不同的風味，也提供了不同的營養價值，為了讓人們更容易理解如何選擇食物，根據各種食物中的營養素成分分析數值，將食物區分成六大類，這六大類食物包括了：

### 五穀根莖類（主食類）

白飯、糯米飯、西谷米、粉圓、不加奶油的爆米花、白粥、麵條、米粉、冬粉、地瓜、馬鈴薯、芋頭、南瓜、蓮藕、豬血糕、玉米、綠豆、紅豆、花豆、豌豆仁、饅頭、山藥、麵包、土司、米苔目、蘿蔔糕、麥片、餃子皮、餛飩皮、春捲皮、燒餅、油條、小湯圓、蘇打餅乾……等。

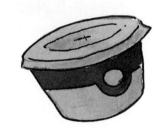

### 蔬菜類

空心菜、青江菜、綠豆芽、茼蒿菜、高麗菜、鮑魚菇、綠竹筍、香菇、洋菇、金針菇、芥蘭菜、胡蘿蔔、小黃瓜、玉米筍、茭白筍、苦瓜、大白菜、小白菜、苜蓿芽、番茄、茄子、青椒、彩椒、洋蔥、蘿蔔、芹菜、絲瓜……等。

### 水果類

香瓜、蘋果、葡萄、芭樂、葡萄柚、楊桃、百香果、櫻桃、水梨、橘子、柳丁、荔枝、龍眼、枇杷、香蕉、椰子、蓮霧、椪柑、水蜜桃、芒果、鳳梨、奇異果、釋迦、檸檬、西瓜、草莓、木瓜、桃子、哈密瓜……等。

5
6
7
8

### 蛋、豆、魚、肉類

　　雞蛋、鴨蛋、鹹蛋、皮蛋；豆腐、豆乾、豆漿、豆皮、豆包、麵腸、黃豆、干絲、百頁、油豆腐、素雞；各種魚、蝦、蛤蠣、章魚、花枝、豬肉、牛肉、雞肉、鴨肉、香腸、熱狗、火腿、肉鬆、魚丸、貢丸、豬血、肝和胗等內臟。

### 奶類

　　牛奶、羊奶、優酪乳、起司（低脂乳酪）、優格……等。

### 油、糖、鹽類

　　這組食物主要包括了三大類：

【1】　油脂類，例如：植物油（大豆油、玉米油、紅花子油、葵花子油、花生油、橄欖油、麻油）、動物油（豬油、雞油、牛油）、蛋黃醬、沙拉醬、鮮奶油、腰果、全脂乳酪、各式花生、花生粉、花生醬、芝麻（醬）、開心果、核桃仁、杏仁果、瓜子、南瓜子、培根……等。

【2】　各種單醣和雙醣等甜味劑所製備的含糖食物。

【3】　含鈉鹽較多的食物，例如：醃製類食物、過度加工的食物……等。

　　同一類食物中的不同食物所含營養成分大同小異，因此在同一類食物中可以做食物的互換和取代，以增加食物的多樣性與多變性，讓常常喜新厭舊的小朋友們，可以均衡而多樣的選擇正確健康的食物。

　　大部分的成人對食物的分類比較沒有什麼大問題，只有少數幾個項目可能有一點困惑，例如：南瓜常常被認為是蔬菜類來烹調，為何列在五穀根莖類？其實南瓜

的營養素分析中，醣類（碳水化合物）的比例偏高，營養素比例較偏向於五穀根莖類，因此在以「營養素含量」為分類的前提下，還是會把它列在五穀根莖類。同樣的情形也出現在豌豆仁和玉米粒，雖然冷凍蔬菜裡常見豌豆仁和玉米粒，一般大眾都容易誤以為是蔬菜類，例如在炒飯中會加入冷凍蔬菜，就覺得蔬菜應該夠了，不用再另外準備一份蔬菜，自然而然餐桌上真正蔬菜的比例就會略嫌不足了。

　　了解了六大類食物的項目與內容後，大多數的爸爸媽媽比較疑惑的地方就是份量的取捨問題了，到底學童們一天要吃多少東西才夠營養呢？這時候就可以運用到「飲食金字塔」向小朋友們說明。

　　運用飲食金字塔的好處是「讓使用者可以清楚判斷應該攝取量的『多』和『少』。」如此在用餐選菜時，會更有均衡的概念喔。「飲食金字塔」的飲食量建議是一天內的需求總合，無論成人小孩，都可以運用金字塔的概念，搭配出適合自己年齡層的飲食需求，如此一來，不僅六大類食物中可以達到均衡，也不用擔心是不是哪一種東西吃不夠或吃太多了。

1
2
3
4

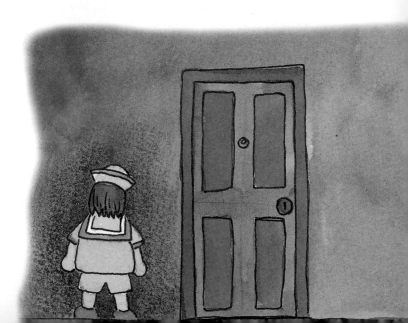

# 學齡童一天的營養需求

　　表1-1是學齡期兒童一天可攝取的食物內容，依照年齡層區隔成6~9歲與10~12歲。六大類食物中最大的差別是五穀根莖類的份量，高年級孩子的一天可以比低年級生多吃一碗飯和多一些蔬菜。

【 表1-1 學齡兒童一天的飲食攝取建議量 】

| 食物 | 年齡 | 6~9歲 | 10~12歲 |
|---|---|---|---|
| 奶類 | | 2杯 | 2杯 |
| 蛋豆魚肉類 | | 2~3份 | 3份 |
| 五穀根莖類 | | 3碗 | 4碗 |
| 油脂類 | | 2湯匙 | 2湯匙 |
| 蔬菜類 | 深綠色或深黃紅色 | 1碟 (碗) | 1碟 (碗) |
| | 其他 | 1/3 ~ 1碟 (碗) | 1碟 (碗) |
| 水果類 | | 2個 | 2個 |
| 熱量總計 | | 1777 大卡 | 2049 大卡 |

　　對減重訊息稍有注意的大人們，一看到小一到小三可以吃1777大卡，可能都會有些吃驚，的確，這個年齡層的孩子正值發育期，活動力又大，他們的熱量攝取總值是可以相當於一名成年女性的。

　　學齡期學童一天須喝兩杯牛奶，一杯牛奶指的是240 c.c.，約為市售一瓶小瓶鮮奶屋的容量，但若是保久乳，一般容量約為200 c.c.，因此可能供應量會稍微不足一些。

　　相信大部分爸爸媽媽看了蛋豆魚肉類約三份，直覺會覺得是三塊豬排、或是三支雞腿，其實一份蛋豆魚肉類的需求內容，並沒有想像中的多：

**一份蛋豆魚肉類**＝1個蛋
　　　　　　　　＝1塊豆腐
　　　　　　　　＝2片五香豆干
　　　　　　　　＝1兩肉（豬、牛、家禽、或魚，不含骨或刺的重量）

　　其中的「一兩肉」在視覺體積上，約只有小朋友的三根手指頭大小、或是大人的兩根手指頭大小、或是半個成人手掌大小而已。所以大多數的家庭真的都給了小朋友超出建議量的蛋白質類食物，如果長期過量食用蛋白質類食物，對小朋友的腎臟其實是不小的負擔；另外，蛋白質類食物在烹調時需加入的調味品也較多，間接也使小朋友攝取太多鈉鹽，這些都是對身體較負面的影響。

　　五穀根莖類依小朋友活動量的不同，而出現較大的差異需求，活動力大的小朋友，對主食類的攝取量可能會較多一些：

**一碗**＝1碗白飯＝1個饅頭（中型）
　　＝2碗稀飯＝2碗麵＝2碗冬粉＝2碗米粉
　　＝4片土司＝4個小餐包
　　＝12片水餃皮＝12片蘇打餅乾

5
6
7
8

　　看了上面的主食類食物替換，爸爸媽媽可能才赫然發現，原來吃相同份量的麵食，比較容易就餓了，因為它所供應的營養只有白飯的一半呢，而且湯麵中常常加入一些菜料和湯水，也同時會減少主食類所佔的份量，所以如果小朋友們無法將食用麵類的份量加多時，爸爸媽媽就必須注意提供餐間點心的內容與時間點，好讓小朋友可以將該餐不足的熱量與營養補齊。

　　另外一個要注意的是麵包類的選擇，許多麵包為了有更香甜的口感，奶油和糖分都會稍高，因此如果選購的是有營養標示的麵包商品，還是要仔細閱讀實際的營養素含量，才可以掌握到比較正確的替換份量。

　　油脂類的份量雖然建議是2湯匙，但這些其實都已經包含在一般烹調用油裡了，因此不需要額外補充或添加。

　　至於蔬菜類與水果類的份量取捨，將會在後續的章節進一步說明。

# 學童需不需要每天吃營養補充品？

　　如果小朋友已經攝取了上述的均衡飲食，他其實應該不需要另外再吃營養補充品，但是家裡還是可以備用著，當小朋友出現抵抗力較差的情形、壓力較大的時候、或是外出旅行飲食較不正常時，這些補充品就可以拿出來應急。但必須注意的是，補充品內的營養素劑量都偏高，長期讓小朋友食用，會讓人體內對營養素的需求閾值增高，當一旦停用補充品，即便是飲食量均衡而正常，都有可能會出現假性的營養不良，這是一般人容易忽略的營養危機。

　　過量攝取營養補充品有時候也會弄巧成拙，舉個例子來說，市面上常見的維他命C咀嚼錠，每一錠的維他命C都約有60毫克的量，相當於小朋友一天的維他命C需要量，但是，這些咀嚼錠酸酸甜甜的，許多家長把它定義為「糖果」，並不會特別限制小朋友的食用量，小朋友往往一天就吃進了好多顆，所以小朋友的尿液顏色都偏黃。家長們可能又會問到：「水溶性維他命過量食用時都會排出體外，就不怕會有問題了呀！」其實長期過度食用維他命C錠可能會干擾身體產生的代謝廢物「尿酸」的排除，不僅增加了尿路結石的機會，連牙齒都會遭殃，因為維他命C錠酸甜的特性，剛好在口腔裡營造了適合蛀牙的環境。另外一個因素是高量的攝取維他命C也會破壞另外一個重要的營養素，維他命$B_{12}$，維他命$B_{12}$是細胞分裂時的重要輔助因子，如果紅血球在骨髓內分裂不完全，就會引發「巨母紅血球型貧血」，基於這些理由，家長們真的得為孩子們的各種食物多盡一分心，好好的篩選來源和作份量的控管，才可以為寶貝們的健康聰明把關。

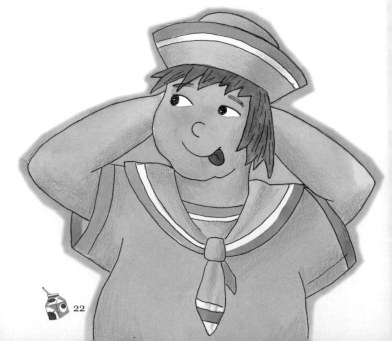

1
2
3
4

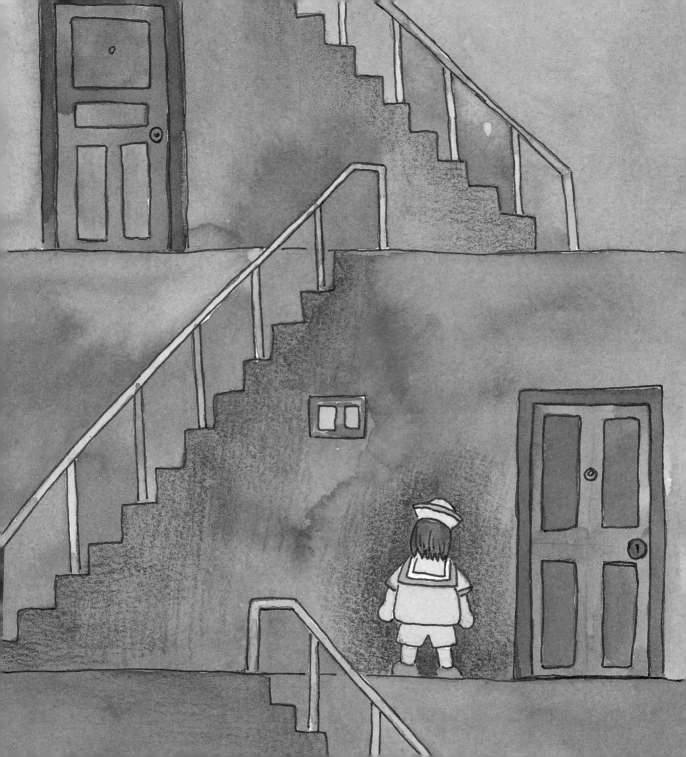

# 故事列車：小智的煩惱

小智最不喜歡上體育課了，每一次全班賽跑，都一定是他最後一名，更慘的是，全班同學不但不會為他加油，還會在終點線那端大聲的笑說：「胖小智，跑不快……。」可是不跑就沒有體育成績，小智雖然心理不高興，還是氣喘噓噓的跑到終點，心理想著：「沒關係，下了課後，我只要吃了我最心愛的洋芋片，我就不傷心了。」

這是上午第三節下課，小智一口吃著洋芋片，一手拿著柳橙汁，高興的吃著，雖然不喜歡同學叫他「胖小智」，但他還是很熱絡的問其他小朋友要不要一起吃洋芋片。曉華說：「不行，等一下就要放學吃午餐了，我不敢吃，我怕飯沒吃完，媽媽會生氣。」「這才一點點洋芋片，又吃不飽，怎麼會吃不下飯呢？」小智很滿足的回答。曉華還是決定不要吃，並且到旁邊圖書區拿了一本故事書，回到座位上翻一翻。

才下課十分鐘的時間，小智一個人就吃完了一整包洋芋片和一瓶柳橙汁，不小心打了個嗝，露出滿意的微笑。很快的，第四節的國語課上完了，小智一聽到下課鈴聲，整理好書包，隨著路隊走出校門。阿媽正在學校圍牆邊等他呢，小智看到阿媽，馬上問：「阿媽，今天中午吃什麼？」「今天中午有你最愛的滷肉飯喔，你要吃幾碗？」阿媽回答。「我要吃三碗。還有配什麼肉嗎？阿媽！」「有啊，阿媽幫你買了炸雞腿，還煮了菠菜喔。」「好棒喔，有炸雞腿，我一定可以馬上吃光光。」

小智吃了一支炸雞腿，配了三碗滷肉飯，覺得有一點飽了，向阿媽撒嬌說：「阿媽，你煮的滷肉飯太好吃了，可是我吃好飽了，沒辦法再吃青菜了。」阿媽看了看，也沒有勉強小智要吃完碗裡的青菜，就讓他去洗手寫作業了。

　　這天下午，住家公寓的電梯正在維修，阿媽請小智到樓下信箱拿信，下樓梯時，小智還一邊唱歌一邊跳著階梯，等拿好了信，小智開始往五樓爬，到三樓時，他覺得好喘、好渴、腳開始痠了，「奇怪，怎麼會這樣？」小智心理有點怕，緊緊抓住欄杆，慢慢的爬，到四樓時，小智知道自己沒半點力氣了，坐在樓梯間大聲哭了起來，「阿媽，趕快來幫我！」四樓的林媽媽聽到小朋友的哭聲，打開門一看，原來是五樓的小智，問他是不是跌倒了，「我沒有跌倒，我走不動了。」小智繼續哭著說。林媽媽看到小智滿身大汗，臉上已經分不清是淚水還是汗水，趕快拿了面紙讓小智擦汗，也倒了杯水讓小智喝下。

　　林媽媽大概知道怎麼回事了，長期住在小智樓下，總會聽到像地震般的「碰、碰、碰」聲響，就知道又是小智從這間房間衝到客廳或哪裡了。小智圓滾滾的身體，小時候覺得很可愛，但現在已經是小學二年級了，真的有點笨重。

　　林媽媽問：「小智，你現在還喘嗎?」「已經好多了，謝謝林媽媽。」小智哽咽的回答。這時候，阿媽也趕下樓來，很不好意思的說：「林太太，謝謝你，小智不愛運動，我的腳又不能爬樓梯，請他幫忙拿一下信，沒想到變成這樣。」「不客氣，不客氣，我沒幫什麼忙，看他剛剛真的有一點害怕。」「我的腳好痠，都抬不起來了。」小智說著說著，又想到上午上體育課時被同學嘲笑的情景，又哭了起來。「你看，連信都弄濕了。」小智看看手裡的信，不知道該怎麼辦。

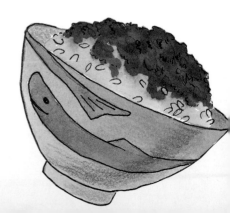

## 給小朋友的話

　　你喜歡吃洋芋片、炸雞和滷肉飯嗎？這些食物都很香，可以讓你一口接一口，對不對？但是，你吃過這些食物的經驗是什麼？後來會好想喝好多水，因為，洋芋片、炸雞和滷肉飯都是又油又鹹的食物，如果一下子吃太多，身體的直覺反應，就是必須喝進很多水分平衡這些鹽分。如果你已經喝了很多水，還是覺得好口渴，就表示你已經吃太多太鹹的東西，超過身體的負擔了，下次就得小心避免這種吃太多的情形喔。

　　故事中的小智喜歡吃的食物種類都比較鹹，加上他體重比較重，不喜歡運動，因此突然爬樓梯，會覺得更辛苦。因此，小朋友們要懂得如何選擇讓自己健康的食物，也要讓自己常運動喔。

## 給爸爸媽媽的話

　　家中的長輩常常只注意小孩的食量大小，較常忽略為小朋友挑選適合的食物種類，總覺得只要吃很飽就很好，但忘了吃得巧比吃得飽更重要，因為飲食習慣的建立是一輩子的習慣養成，如果小朋友只喜歡挑選重口味的食物，漸漸地對蔬果類的選擇量也會有比較偏低的趨勢，對心血管系統、腸胃道的保養，無疑是種下了較難控制的惡因。

　　另外，部分體重過重或肥胖的小朋友，很容易以「吃」來發洩心中不滿的情緒，對食物「質」與「量」的選擇，有時候會更盲目的挑選喜歡、但不健康的食物大吃特吃，這需要家長與老師隨時注意小朋友在便利商店或學校合作社的購物習慣，慢慢輔導與進行糾正，部分學校現今也開始重視校內合作社所販售的食品是否

1
2
3
4

健康，這是營養學界非常樂於看到的發展。

　　如何去評估小朋友的體重是否過重呢？可以採用「身體質量指數（BMI，Body Mass Index）」來衡量，這裡的BMI數值是由台大醫學院黃伯超教授與多位營養界學者、體適能教育專家依照台灣地區兒童和青少年的體位測量所研討制定的，因為這個年齡層的發育快速，BMI會因年齡與性別而有差異，因此家長可以依孩子的實際年齡和性別來計算比較孩子的體位是否合乎健康（參見表1-2）。

　　BMI ＝ 體重（公斤）/ 身高（公尺）$^2$

【表1-2 兒童與青少年肥胖新定義】

| 年齡 | 過重 （BMI ≥） | | 肥胖 （BMI ≥） | |
|---|---|---|---|---|
| | 男生 | 女生 | 男生 | 女生 |
| 2 | 17.7 | 17.3 | 19.0 | 18.3 |
| 3 | 17.7 | 17.2 | 19.1 | 18.5 |
| 4 | 17.7 | 17.1 | 19.3 | 18.6 |
| 5 | 17.7 | 17.1 | 19.4 | 18.9 |
| 6 | 17.9 | 17.2 | 19.7 | 19.1 |
| 7 | 18.6 | 18.0 | 21.2 | 20.3 |
| 8 | 19.3 | 18.8 | 22.0 | 21.0 |
| 9 | 19.7 | 19.3 | 22.5 | 21.6 |
| 10 | 20.3 | 20.1 | 22.9 | 22.3 |
| 11 | 21.0 | 20.9 | 23.5 | 23.1 |
| 12 | 21.5 | 21.6 | 24.2 | 23.9 |
| 13 | 22.2 | 22.2 | 24.8 | 24.6 |
| 14 | 22.7 | 22.7 | 25.2 | 25.1 |
| 15 | 23.1 | 22.7 | 25.5 | 25.3 |
| 16 | 23.4 | 22.7 | 25.6 | 25.3 |
| 17 | 23.6 | 22.7 | 25.6 | 25.3 |
| 18 | 23.7 | 22.7 | 25.6 | 25.3 |

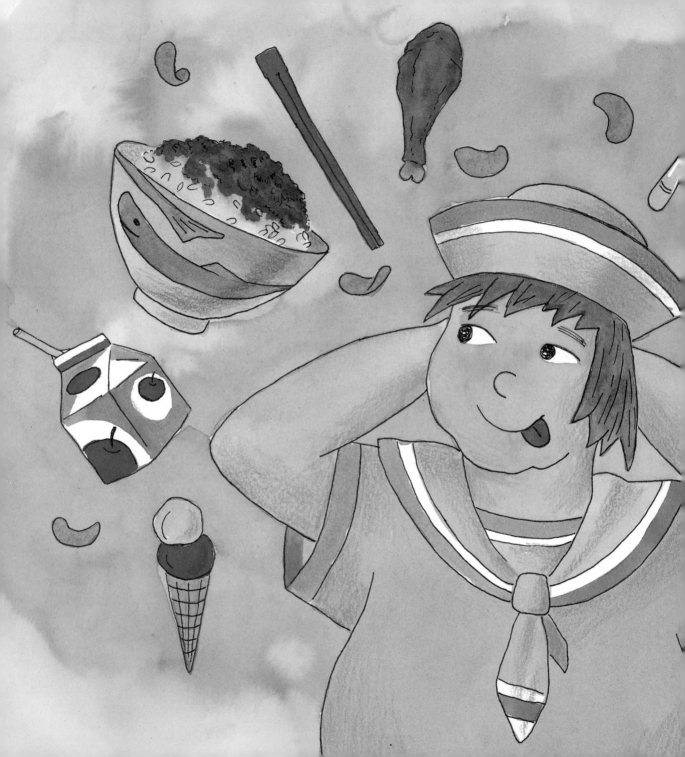

　　故事中的小智如果體重35公斤，身高125公分，依照BMI公式計算後，他的BMI值為22.8，小學二年級（8歲）的男生BMI值如果超過22就是肥胖了，其實這樣的身高體重的孩子在現在小學裡的比例有漸漸增高的趨勢，家長應該開始正視體重過重的問題，陪孩子們選擇好食物、做足量的運動，將可以大大降低孩子長大後罹患心血管疾病、糖尿病、腎臟疾病等慢性病的風險。

　　現今，兒童肥胖在已開發國家中，是非常盛行的問題，需要家長提早防備。而肥胖兒童的健康狀況，也常常比體位正常的孩子更引人擔憂：

【1】　心血管系統：約有二成到三成的肥胖孩子，血壓的收縮壓和舒張壓都比正常體重的孩子高，在一些長期追蹤的研究報告中也提出，兒童期就肥胖的成年人，他們罹患高血壓和心血管疾病的危險，比兒童期沒有肥胖經驗的肥胖成人高出一倍。

【2】　內分泌系統：兒童時期就出現肥胖問題，容易誘發第II型糖尿病的發病機會；對於將邁入青春期的女孩，也容易造成月經不正常的問題。

【3】　消化系統：肥胖的孩子因為膽固醇的膽道分泌增加，容易造成膽道結石；約有四分之一的肥胖小孩，因為脂肪分解增加，發現有脂肪變性型肝炎（steatohepatitis）。

【4】　呼吸系統：約三成的肥胖孩子有氣喘問題，過度肥胖者，甚至會影響睡眠品質，在換氣不足的情況下，學習能力和腦細胞的記憶能力都較低。又因為肥胖使支氣管過敏，讓胖孩子對運動的耐受力普遍降低。

【5】　社交和學習：孩子可能最在意的是同學們的嘲笑和排擠，因為體型的問題，行動漸漸笨拙，在交不到知心朋友的情況下，會漸漸封閉自己。尤其高年級的孩子，對於外觀的要求標準已經成型，更容易形成小團體，需要家長和老師們的額外關心。

　　有鑑於這些影響健康的理由，家長們需要多一分關心，當孩子的體重開始飆高時，就要小心應對，讓孩子可以維持在一個正常的體重範圍：

1. 避免用食物作為獎勵。
2. 避免在家中存放零食或含糖飲料。
3. 多用水果做為餐間點心。
4. 全家外食時，要小心選擇合適的餐廳和餐點。
5. 常常鼓勵或陪伴孩子一起運動。

　　有家長的適度參與，將可以更有效的預防孩童出現肥胖或體重過重的問題。

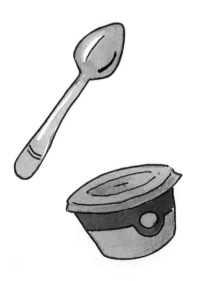

1
2
3
4

# 這種「醣」甜不甜？

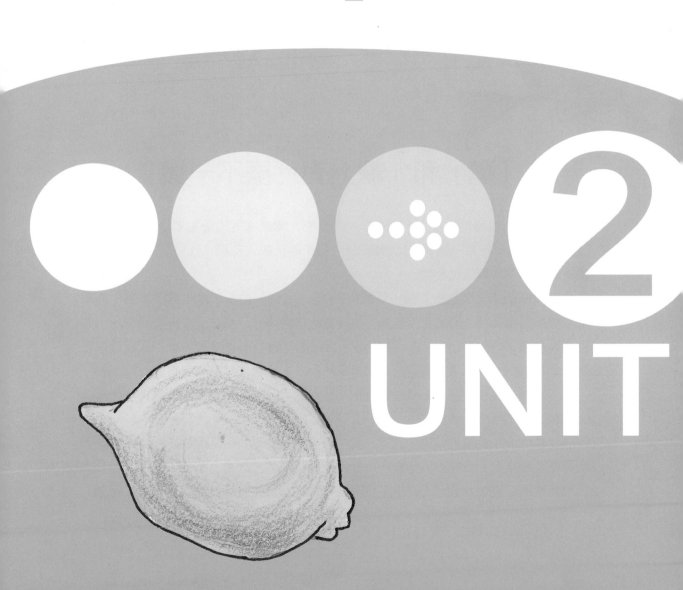

2
UNIT

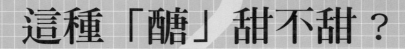

# 這種「醣」甜不甜？

## ✳ 「醣」和「糖」有什麼不一樣

　　醣是食物中提供熱量的主要成分，因為它化學結構的成分主要以碳（C）、氫（H）、氧（O）為主，氫氧的比例為2:1，和水的化學式相同（$H_2O$），因此，一般也將醣類稱為「碳水化合物」。

　　醣類這個大家族包括了糖（單醣和雙醣）、寡醣、澱粉和纖維質等，其中的單醣和雙醣是食物中主要的甜味來源，也是飲食中會導致學童蛀牙的主要原因，例如砂糖（蔗糖），就是各種軟糖、牛奶糖、太妃糖、與各式硬糖的基本組成成分。在部分幼稚園內，幼保老師常用糖果來獎勵小朋友，也會間接造成寶寶錯誤的認知。的確，哪個小孩不愛吃糖，但是執行把關要務的大人們，更要小心的處理選擇零食的種類與供應頻率的技巧。

　　醣類家族中的其他成員，就是一般消費者認識的澱粉、寡醣和纖維了。澱粉廣泛存在各種主食類食物中，是食物中提供能量需求的主要供應來源，但是有部分大人被錯誤的減肥觀念誤導，覺得不要吃任何澱粉類食物就可以減肥，其實，每個人

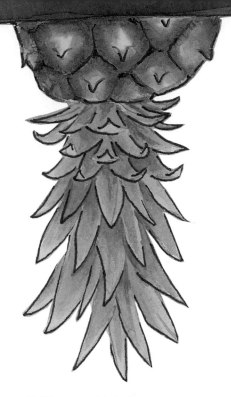

5
6
7
8

至少一天需要吃到相當於半碗飯的主食類食物，才可以提供身體內正常的能量平衡，否則就會對身體的蛋白質組織進行分解，產生一系列的化學反應，造成身體的酮酸中毒，這絕對是大人們要慎思而行的。

　　寡醣是由3~10的單醣所組成的醣類，它的分子結構沒有辦法被人體本身的酵素系統分解，但很重要的是，寡醣是腸道中的有益細菌所需要的主要食物來源，腸道中的雙叉乳桿菌〈bifidus，又稱為比菲德氏菌〉可以分解寡醣而幫助自己生長繁殖，進一步分解腸道中的有毒物質或是致癌物質，因此被認為是評估腸道健康的指標之一。寡醣的另一個好處是，它是完全不會被口腔內的細菌所利用的，因此不會導致學童蛀牙的危險，又因為每公克的寡醣只會在體內產生0~2.5大卡的熱量，也不會對血糖值和胰島素的分泌造成影響，因此，現今已可看到商品化的寡醣產品，例如：果寡醣（oligofructose）、半乳寡醣（oligogalactose）、大豆寡醣（包含棉籽糖和水蘇糖）。但是過量的使用寡醣類產品時，會因為腸道中細菌的大量發酵作用而導致脹氣，因此消費者還是得謹慎依照原廠包裝上的使用建議食用，一般的成人建議使用量約為：果寡醣3公克、半乳寡醣2.0～2.5公克、大豆寡醣2公克，若是小朋友的使用建議，就必須考量利用體重與個人的脹氣耐受程度來計算減量了。寡醣的主要食物來源包括了大蒜、洋蔥、牛蒡、蘆筍、黃豆、地瓜等，因此，聰明的家長們只要在平日飲食中，適時適量的加入這些食材，就可以幫自己和孩子們提供足量的寡醣了。

　　纖維質也是醣類家族的重要成員之一，許多人都知道每天要吃到足量的纖維對身體很好，但是到底該怎麼對孩子們說明，往往是令許多大人頭痛的課題。纖維家族可分成「非水溶性」與「水溶性」兩大類。首先先來談「非水溶性纖維」，它的主要食物來源有全穀類、蔬菜、豆類、根莖類，這也是一般大眾認知中的主要纖維，因為纖維素（cellulose）就是包含在這個分類裡。非水溶性的纖維不會被大腸內的細菌發酵，但它可以吸收腸道內的水分，使大便的體積增加，一方面可以促進大便的排泄，另一方面可以稀釋致癌物質的濃度，如此一來，可以大大降低致癌物質與腸道黏膜的接觸時間，而達到預防癌症的目的。提到「糞便的品質」，許多家長一定沒辦法接受怎麼會拿這個當作評估指標，其實，家長們只要稍微用一點心，看看孩子們每天的排泄狀況，包括尿液與糞便的顏色與氣味、糞便的鬆散度，都是很好而且很直接的客觀證據，藉以了解孩子們的飲食是否是正確。如果孩子的糞便色澤偏黃色，而且成型（長條）而鬆散，氣味並不明顯，可以略浮在水面上，表示孩子的膳食纖維攝取量足夠；反之，如果糞便很硬，顏色偏深，糞便形狀呈現一節一節或一球一球的連結外觀，氣味濃烈，總是沉到水底，表示孩子的纖維不足、水分不夠、而且可能還有忍住便意的習慣。

　　至於水溶性纖維，它的主要食物來源有蔬菜、水果、全穀類（糙米、燕麥）、豆類、蒟蒻、果凍。這一類的纖維可以被大腸中的細菌加以發酵，尤其是大腸中的有益菌，可以有效利用水溶性纖維讓自己的族群量增大，間接使糞便體積增

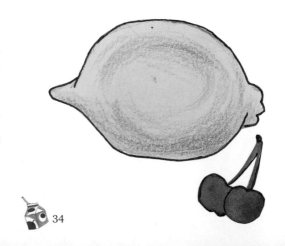

加，甚至可以佔到1/2體積呢。現階段的研究報告也都紛紛證實，飲食中如果注意吃到足夠量的膳食纖維，對大腸直腸癌和乳癌都有明確的預防效用。水溶性纖維因為分子結構可以與水結合，因此如果出現孩子拉肚子的腸胃不適症狀時，可以利用這種特性幫忙緩解拉肚子的症狀，這時候可以製備一些蘋果泥讓孩子食用，利用蘋果泥中的果膠和水結合，排出的糞便會由水狀改善至糊狀或較成型的細長條狀，如此可以預防孩子因為水瀉而快速脫水，當然，如果症狀並無改善時，就必需立即請教相關的小兒科醫師了。

因為膳食纖維在臨床實驗上的證據，越來越顯示出它的重要性，科學家們正在著力於找出到底是膳食纖維本身對身體的幫助，或者是可以提供膳食纖維的這些食物因為同時富含其他重要的保護因子，例如：深色蔬果中所富含的類胡蘿蔔素（carotenoids）；不論最新的研究結論為何，美國防癌協會建議消費者最好還是選用各種富含纖維的食物，而不是單一選擇某一類膳食纖維，成人每日每天約需要25—35公克的膳食纖維，如果利用【表2-1每日膳食纖維之攝取量估算】，可以推算如何達到每人每日的膳食纖維攝取量。

【 表2-1 每日膳食纖維之攝取量估算 】

| 食物類別 | 平均膳食纖維含量 | 每天食用份數 | 膳食纖維攝取量 |
|---|---|---|---|
| 主食類：一般 | * | 1-3碗 | * |
| 主食類：全穀 | 8公克/碗 | 2-3碗 | 16-24公克 |
| 蔬菜類 | 2公克/碗 | 3碗 | 6公克 |
| 水果類 | 2公克/份 | 2份 | 4公克 |
| 合計 | | | 26-34公克 |

資料來源：高纖防癌飲食寶典，彭汪嘉康、林薇、杭極敏、潘文涵、賴基銘、黃如慧合著，第27頁，財團法人台灣癌症基金會，2003年3月出版。

*表示含量極少。

　　由表2-1可以知道，如果孩子每天沒辦法吃到三碗青菜和兩份水果，也不喜歡吃全麥麵包、糙米飯等全穀類食物，他真的很難攝取到應有的膳食纖維量。但是，也不能一下子全然改變，把原來的低膳食纖維飲食型態一夕之間就提高到正常建議量，腸道可能會出現腹脹、腹瀉、腹痛的情況，讓孩子們對這些富含膳食纖維的食物更加退縮，而應該採取漸進式增加的方式，讓腸道慢慢的適應較多纖維量的作用。另外要注意的事，攝取過量的膳食纖維也會影響鈣、鐵、鋅、銅、葉酸等營養素的吸收，對發育中的孩子們，這些都是不可或缺的重要營養素，因此一定得兼顧膳食纖維在量與質的選擇。在添加膳食纖維的過程中，必須同時注意水分的補充，讓足量的水與吃入的膳食纖維可以依比例結合，否則可能造成腸阻塞等副作用，必須提醒家長小心注意。

1
2
3
4

　　既然纖維家族這麼重要，該如何從飲食中得到足夠的膳食纖維？首先看看哪些食物富含了膳食纖維：

## 五穀根莖類（主食類）

　　米（糙米）、大麥、玉米、燕麥、小麥、蕎麥、薏仁、紅豆、綠豆、地瓜、馬鈴薯、芋頭、南瓜、穀麥片……等。

## 豆類

　　黃豆、未濾渣的豆漿。

## 蔬菜類

　　芹菜、酸菜、萵苣、花椰菜、豆苗、豆芽、莢豆類、菠菜、甘藍菜、蕈菇類、地瓜葉、韭菜、竹筍、海帶……等。

## 水果類

　　芭樂、柑橘類、葡萄乾、百香果、棗子、奇異果、西洋梨、水梨、聖女番茄、草莓、柚子、木瓜、蘋果……等。

## 其他

　　洋菜、果凍、蒟蒻等。

　　這些食物都可以隨著季節轉換，找到當季合適的食材，在考量製備方便與色、香、味兼顧的前提下，應該可以提供家人足夠的膳食纖維了。

　　因為膳食纖維的健康訴求，市面上也出現許多「高纖產品」，例如高纖餅乾、高纖奶粉、高纖飲料……等，其中的高纖餅乾主要是在材料中添加了麥麩，各種廠牌的添加量依配方不同而異，麥麩本身的口感較粗，為了商品的可口，製造商往往必須添加較多的奶油提供香味和口感，如果仔細比較營養標示，消費者可能會發現脂肪的含量略高，但是纖維的含量並沒有想像中的增加許多呢。至於高纖奶粉，若將他們換算成每一杯牛奶（240 c.c.）可提供的纖維量，大約只有0.7～1.0公克左右，對每天應攝取的建議量25公克而言，幫助也不明顯。

　　相信媽媽們都有一個經驗，辛辛苦苦打的果汁，不到半小時就開始發生沉澱的情形，主要是因為水果和蔬菜中的非水溶性纖維，無法和水結合而造成沉澱，喝起來會有渣質的感覺，所以自己在家製備或水果吧購買的果汁，往往都添加了蜂蜜、果糖等甜味劑以增加口感，但是沉澱的問題只好靠手搖一搖大致忽略。但是，反觀市面上的高纖飲料呢，可以靜置好久，但看起來都好均勻，製造廠所添加的並非我們所認識的非水溶性纖維或水溶性纖維，而是一種化學結構和膳食纖維很像的食品添加物，稱為「聚糊精」（Polydextrose）。聚糊精是否對身體會產生像膳食纖維般的保護作用，目前尚不清楚，還需要營養研究學者和食品科技學者共同有更進一步的研究探討，才可以給消費者一個較明確的答案。

　　聰明的家長可能想利用購買市面上的全麥麵包、全麥饅頭，為孩子添加攝取膳食纖維的機會，但必須注意的是，饅頭或麵包的色澤並不是只要呈現咖啡色時，就保證一定有較多的膳食纖維，有時候是製造廠添加黑糖或紅糖的效果，消費者還是

得比較外觀中麥麩的分佈比例，而麥麩的比例越高，口感越粗糙，一方面不見得是孩子們喜歡的口味，另一方面則因製造廠商為了口感考量，所加入的奶油量也會比一般白饅頭或白麵包多，家長還是必須依照產品的營養標示而有所取捨。如果經濟情況許可，可以考慮為家裡添購自動麵包烘烤機，家長們可以購得各種五穀雜糧預拌粉，添加全麥麵粉、乾果類（葡萄乾或蔓越莓果乾等）等食材，並清楚加入適量的糖和奶油，就可以為全家人製備出兼顧營養又美味的高纖土司麵包了。另外煮個地瓜飯或地瓜粥也是可以考慮的替代方案，地瓜中除了膳食纖維含量高，也富含了類胡蘿蔔素，對小朋友的免疫能力和眼睛的保護，都是很好的食物選擇。

# ＊飯和麵哪種比較營養？

　　家長們常常為了到底要幫孩子們準備什麼主食才好而煩惱，有的孩子不喜歡吃飯，有的絕對不吃麵，往往一家子四口人，為了每個人的不同需求，讓負責製備餐點的媽媽心力交瘁，以下先列出相當於一碗飯的各種主食類選擇，學齡期的孩子一到三年級每天約需要吃相當於三碗飯的主食類，四到六年級的孩子們可以增加到四碗的份量。

**一碗飯** ＝1碗糯米飯＝1個台灣饅頭＝半個山東饅頭
　　　　 ＝1碗熟馬鈴薯＝1碗熟芋頭＝1碗熟地瓜
　　　　 ＝1碗熟紅豆（不含湯和糖）＝1碗熟綠豆（不含湯和糖）

=2碗白粥（濃稠度適中）=2碗熟麵條=2碗熟米粉=2碗熟冬粉

=4片薄（全麥或白）土司（約100克）=4個小餐包（約100克）

=4片芋頭糕（約240克）=4片蘿蔔糕（約200克）=140克豬血糕

=8張春捲皮（約120克）=12張餃子皮（約120克）

=28張餛飩皮（約120克）=12片蘇打餅乾（約80克）

=2支約14公分的玉米棒 =1碗罐頭玉米粒（約280克）

=540克南瓜（未去皮和籽）=440克山藥（未去皮）

=200克菱角（約28個）=半斤荸薺（約28個）

=200克栗子（約24個）=35~40個小湯圓（未包餡）

=1個燒餅=半個飯糰=1塊泡麵（乾重約60克）=1條油條

　　由這些食物例子可以知道，主食類的選擇範圍是很豐富的，如果家裡剛好有做西點常用的小容量磅秤，在還不熟悉份量前，可以先以重量和體積來預估應用的份量，對這些食材的取捨將有更進一步的認知。相當於每一碗飯的主食類可以提供280大卡的熱量、60公克的醣類、8公克的蛋白質。但是對於泡麵、油條等加工品，因為油脂含量略高，可以提供的熱量可能就比一般白米飯高了，因此較不方便常常被拿來當成主食類的替換食材，以避免長期吃到過量的熱量而引發體重過重的問題。

　　因此，我們若採用這些食材建議一位小學二年級的小朋友一天的主食選擇，他可以有以下幾種搭配：

| 餐次 | 選擇一 | 選擇二 | 選擇三 |
|------|--------|--------|--------|
| 早餐 | 1個台灣饅頭 | 2片土司* | 1個燒餅 |
| 午餐 | 1碗麵* | 12個水餃 | 1碗飯 |
| 下午點心 | 2個小餐包* | 6片蘇打餅* | 1碗綠豆湯*（約有半碗綠豆，含湯和適量的糖） |
| 晚餐 | 1碗飯 | 1碗飯 | 1碗麵* |

*表示半碗飯的營養供應量。

　　小學二年級的孩子一天約需要三碗飯的主食類供應，有*標記的就是約半碗飯的營養供應量，可以依孩子的口味選擇互相替換，有這些份量的選擇與控管，自然就不用擔心孩子吃的到底夠不夠、對不對了。

　　市面上還有許多麵包類的商品，例如波蘿麵包、起酥麵包、奶油麵包⋯⋯等，就營養成分而言，它們應被列在主食類範圍內，但商品本身常因考量口感與風味，會添加較多量的糖和奶油，因此如果是對低年級的孩子，最好還是由家長藉由營養標示上的成分多寡，幫小朋友篩選。至於高年級的小朋友，可以訓練他們自己閱讀營養標示，並選擇脂肪和單醣含量較合理的食物，也同時讓他們體認，自己可以決定自己要吃些什麼，但必須要好好的對待自己的身體，聰明的選擇。

　　到底吃麵好還是吃飯好呢？許多家長都覺得愛吃麵食的小孩容易長得高大，其實孩子的體位發展和遺傳有關，充足的營養和適量的運動，也都有明確的輔助功效。一般吃麵食的時候，尤其是湯麵，都會使用高湯為湯底，如果剛好是以豬大骨湯、雞骨頭湯、魚骨頭湯為湯麵的湯底，其實已經提供了孩子鈣質的來源，家長可以將麵條以一般滾水煮至約八分熟，接著撈起放入高湯中，讓尚未熟透的麵條吸取高湯，一方面不會讓麵條過度糊化，一方面麵條也可以吸取高湯的精華，讓小朋友即使無法完全喝完湯，但至少可以吃到麵條中已存有的部分鈣質。日前美國著名研

究機構發現，豬骨頭裡含有高量的鉛，並提出如果長期大量使用，恐怕會導致鉛中毒的疑慮。鉛因為一但進入身體便難以移除，又其化學性質類似鐵、鈣、鋅，一旦佔據了這些營養素應負擔的生化角色，卻無法執行應有的生化功能，便間接導致神經系統、腎臟、血液系統、甚至骨髓都會受損。但因為尚未有研究單位進一步就烹煮時間、溫度、方法、地區性的材料等因素進行研究比較，因此，在熬煮豬骨頭湯時，最好可以考慮使用快鍋，利用短時間的加熱，避免長時間的熬煮而釋出更多的鉛離子，也可以考量食用的頻率，不需要每天都大量的食用同一種類的食材，應該就可以降低一些風險。其實，媽媽們可以將熬煮好的雞骨或豬骨高湯放涼，並運用製冰盒或小型夾鏈袋，做成高湯冰塊，待需要烹煮高湯時，可以加入一或二個高湯冰塊，高湯風味不減，但擔心的風險可以略略降低一些，同時對分秒必爭的職業婦女而言，也可以省下一些重複操作的程序和時間。整體而言，各種五穀雜糧食物都應該讓孩子交互替換食用，以增加口味的豐富性，也可以從不同食物中截長補短，讓孩子的營養攝取更均衡。

五穀根莖類位處於飲食金字塔的最下端，表示攝取比例上應該是最多的，近年來的營養相關研究也陸續證實，各種未被精製加工的五穀根莖類，對身體的好處多的是，是非常值得廣泛採用的。媽媽可以在上午上班前將糙米淘洗好，以米比水約1：1.2的比例，放到冰箱泡著，下班後直接放到電鍋或電子鍋烹煮，簡單又有營養的糙米飯就輕鬆完成了。剛開始從白米飯改成糙米飯，許多大人和小孩都不喜歡粗粗的口感，而且要咬好久才能吞，會有一點排斥，媽媽可以在一開始先將白米加入一些糙米，再漸進式的增加糙米的比例，當糙米比例愈高，飯的口感越不黏，其實，在許多家庭裡，並不是小孩們第一個反對食用糙米飯，反而是喜歡大口吃飯，而且只吃QQ稍有黏性的白飯的爸爸們，對於需要慢慢咀嚼才感覺得到飯香和甜味

的糙米飯，總覺得麻煩，對於工作壓力大的爸爸們，多吃糙米飯其實是有助於減輕壓力的，它所富含的維生素E和B群與纖維質，對身體的好處可是一級棒的呢。另外，糙米因為要多花一些時間咀嚼，對於已經有些許「中廣」身材的爸爸們，因為可以稍稍放慢進食的速度，對於熱量攝取的控制，將會有意想不到的效果。如果家裡有快鍋，也可以運用快鍋烹煮「糙米粥」，將糙米淘洗好後，以米比水約1：6.5的比例，不須預先浸泡可以直接放入快鍋烹煮，待壓力升高改成小火後，約烹煮10分鐘就可以熄火，靜置讓快鍋自動減壓，減壓的過程中也具備了燜燒的功能，依快鍋品牌不同，大約20～30分鐘就可以有美味的糙米粥可享用了，另外，媽媽可以準備個小魚煎蛋、搭配燙青菜和涼拌豆腐，就是簡單又營養的假日餐點。

如果家人真的對糙米一下子無法接受，媽媽也可以考慮利用「燕麥粒」，直接加入白米中一起淘洗，再以米比水約1：1.2的比例浸泡約20分鐘後烹煮，白飯的香Q口味仍在，多少也幫家人補充了一些纖維了。也同時不要忘了好好運用地瓜，煮地瓜飯最簡單方便，米和水的比例比照一

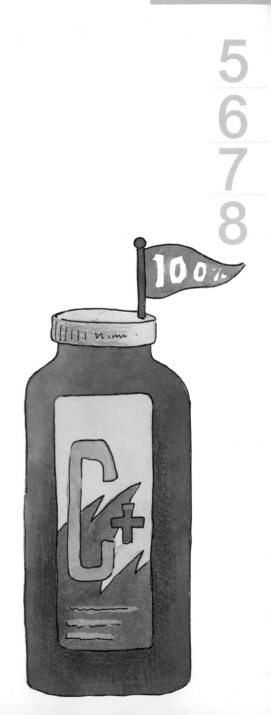

43

般白米飯，直接再加入去皮切好的地瓜一同烹煮就可以了，大人們也許喜歡品嘗較大口的地瓜，但對於低年級的孩子們，最好還是稍稍切小塊一些，一方面食用時較不容易燙嘴，一方面也不用擔心太大口而噎著了。地瓜可以提供豐富的纖維，同時也是很好的β-胡蘿蔔素的來源，偶爾搭配食用，換換口味，可以讓孩子有更多元的營養來源。

除此之外，如果早餐的準備時間充裕，就可以好好運用燕麥片，大約二大匙燕麥片先以熱水浸潤約5~10分鐘，待其完全吸水膨脹，可以加入奶粉攪勻，就是簡單的燕麥粥，如果家裡也有準備了穀麥片（cereal），在孩子要開始吃前再加入，可以保留穀麥片的香脆口感，因為媽媽已經提早10分鐘準備了，所以原來的熱燕麥粥的溫度已經不會燙口，剛好是孩子可以接受的溫度，這樣一碗燕麥粥基本上就有約1.2公克的膳食纖維，如果又外加了穀麥片，膳食纖維含量將更高，對蔬菜攝取量比較不足的孩子而言，是可以偶爾替換早餐口味的選擇之一。

# 富含單醣類的食物

除了傳統認知中的糖果、餅乾之外，孩童們最常接觸含有單醣的食物，應該就屬各式各樣的含糖飲料了。

許多中高年級的孩子，已經開始學習使用零用錢，面對便利商店各式各樣的包裝飲料，可能都沒有理智抗拒的能力，孩子們如果已經養成喝包裝飲料的習慣，可能對白開水的興趣就較低了，而各種包裝飲料，除了標榜「無糖」的商品，幾乎都

含有不同程度的糖分。含有糖分的飲料，不一定真的具有解渴的功能，但是讓消費者上癮的魅力的確存在，因此，仍需要家長和老師們的注意，才不會造成錯誤的飲食消費觀念。

【表2-2 不同的含糖飲料可以提供的糖分和熱量預估值】

| 產品類別 | 各種品牌的含糖量範圍（公克/100c.c.） | 每100c.c.平均含糖量（公克） | 250c.c.的含糖量（公克） | 250 c.c.熱量 | 350c.c.的含糖量（公克） | 350 c.c.熱量 | 500c.c.的含糖量（公克） | 500 c.c.熱量 |
|---|---|---|---|---|---|---|---|---|
| 包裝型態 | | | 鋁箔包 | | 鐵鋁罐 | | 小包裝寶特瓶 | |
| 機能飲料 | 4 -16 | 10 | 25 | 100 | 35 | 140 | 50 | 200 |
| 果汁 | 7 - 16 | 11.5 | 28.8 | 115 | 40.2 | 161 | 57.5 | 230 |
| 碳酸飲料 | 7 - 13 | 10 | 25 | 100 | 35 | 140 | 50 | 200 |
| 運動飲料 | 6 - 8 | 7 | 17.5 | 70 | 24.5 | 98 | 35 | 140 |
| 花茶 | 5 - 13 | 9 | 22.5 | 90 | 31.5 | 126 | 45 | 180 |
| 奶茶 | 8 - 11 | 9.5 | 23.8 | 95 | 33.2 | 133 | 47.5 | 190 |
| 低糖茶飲 | 2.5 - 6 | 4.2 | 10.6 | 42.5 | 14.9 | 59.5 | 21.2 | 85 |

首先來比較「機能性飲料」，這類的飲料常常打著某一營養素的訴求點，藉此吸引消費者的注意力而購買，例如：果寡醣、乳酸菌、胡蘿蔔素……等，但是消費者要注意一點，既然商品的定位是飲料，它的口味考量和商品外觀將是商品設計時的主要考慮因素，所以這些訴求的營養素濃度都可能沒有消費者心目中想像的高，而為了順口好喝所添加的糖可就一點也不會少了，以鐵鋁罐一瓶來說，就可能提供了相當於是半碗飯或一碗麵可供應的熱量，但是營養的豐富性可能是很低的。因

此，家長們也不需要過度迷信「機能性營養素」的訴求而讓孩子們任意選購，許多機能性營養素都可以從均衡的飲食中輕鬆獲得，而且貨真價實。

喝果汁就比較有健康概念了嗎？果汁還有分「100% 純果汁」、「100% 濃縮果汁還原」、「稀釋果汁」等不同，孩子們往往會跟著流行或經驗，選擇口味較甜的商品，而不會好好比較這是稀釋果汁或者是100% 純果汁，如果是稀釋果汁，產品中常常添加了砂糖、果糖等糖分，相對的可提供的熱量就更多了，所以，養成喝果汁習慣的孩子在體位上常常有極端的表現，其一是喝果汁喝飽了，正餐就吃不多了，當然營養會不足；另外一種就是果汁照喝，正餐照吃不誤，就會長期從果汁中攝取了多餘的熱量，造成脂肪的堆積而導致體重過重的問題。

汽水、可樂、沙士等碳酸飲料也是孩子們很喜歡的飲料商品，尤其喜歡這些飲料在嘴裡冒泡泡的刺激感，覺得很過癮，通常也容易對這類飲料上癮，這類飲料除了有空熱量的問題，也必須同時注意，飲料中所含有的碳酸鹽容易結合身體的鈣質而排除，這個階段的孩子如果不常喝牛奶等奶製品，鈣質的攝取量都可能不足，如果再經過碳酸飲料的「浪費」，也會間接導致學童容易蛀牙、情緒不穩、睡眠品質不良等因為鈣質不足而引起的生理問題。許多孩子也因為時常喝碳酸飲料造成胃痛，其實，可樂或汽水是烹調中清洗豬肚時的好幫手，可以將豬肚中的黏液清除乾淨，以便烹煮，如果讓孩子們長期喝可樂或汽水，其實就是定期的刺激孩子的胃壁，當然也會造成孩子胃痛、胃脹等問題，而影響了食慾和健康。

比較起來，運動飲料在飲料界中的熱量也許不是最高，但卻必須注意其它的營養問題，運動飲料之所以命名為「運動飲料」，原則上它只適合運動大量流汗後飲用，藉以補充因為大量流汗所流失的鉀、鈉、氯、鎂、和鈣等電解質，如果孩子們並不了解而任意想喝就喝，對孩子的腎臟可能會造成額外的負擔。另外，部分家長

也會在孩子生病發燒、急性腹瀉、和嘔吐時運用運動飲料，這時候最好將運動飲料以1：4或1：5的比例加水稀釋，就已經足夠補充孩子因為大量水分流失時的電解質不足了，主要還是必須透過淡口味的鹹粥、湯麵等營養均衡的食物，補充孩子的營養所需，才是最安全的。

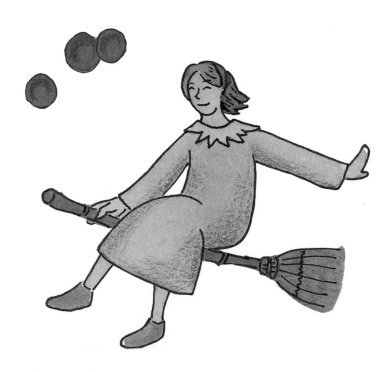

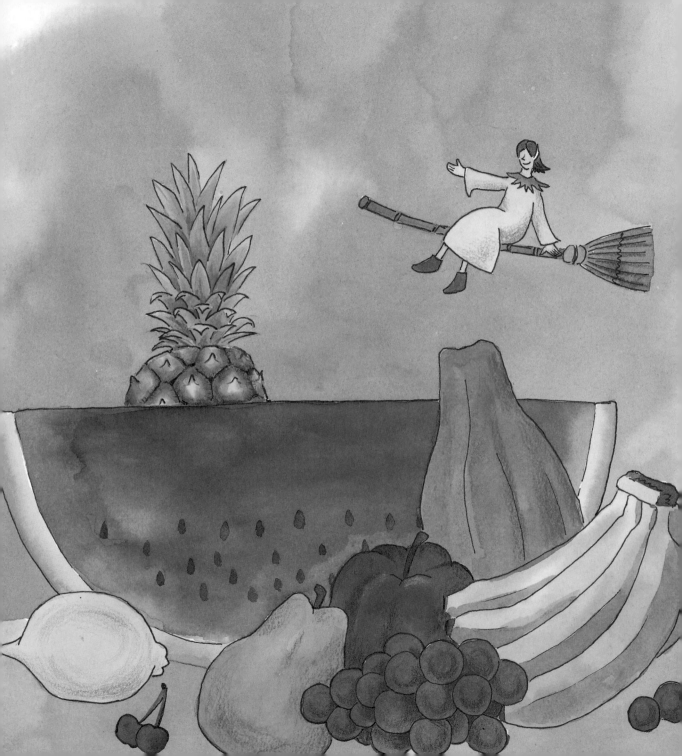

# ＊故事列車：果汁果汁我愛你

　　亮亮最喜歡去餐廳吃飯，可以點喜歡的芭樂汁或柳橙汁當飲料。因為有果汁可以配飯，亮亮可以自動自發吃比較多的菜和飯，爸爸和媽媽雖然覺得這樣怪怪的，但因為亮亮吃的份量比在家裡多，大人們也就想：「偶爾一次，應該沒什麼關係吧。」亮亮心裡覺得自己很棒，因為知道選擇果汁，而不是同學們都喜歡的汽水或可樂呢。

　　沒想到，小學三年級的亮亮，現在即使是在家吃飯，也會問：「媽媽，我可不可以喝果汁當湯啊？」媽媽怕亮亮的午餐不夠營養，每天晚餐總是會煮豐富的蔬菜湯或排骨湯，可是現在亮亮卻不想喝她用心煮的湯了，媽媽有點傷心。媽媽問：「你為什麼不想喝湯呢？」「湯太燙了，每次吃完飯，我也飽了，根本喝不下湯，喝果汁可以一邊吃飯一邊喝耶，多方便又營養呢！」媽媽大概知道亮亮的問題了，她拿起亮亮自己用零用錢買來的稀釋果汁，對亮亮說：「亮亮，你覺得喝果汁哪裡營養？」「果汁裡有這麼多維他命C，當然很營養囉！」「亮亮，你的果汁可不可以借媽媽喝一口？」媽媽試著問，「當然可以囉，您也很想喝對不對？」亮亮開玩笑的回答。

　　媽媽喝了一小口，覺得好甜，看了一下瓶子上的營養標示，並沒有標示出維生素C有多少。媽媽對亮亮說：「果汁裡的維生素C可能沒有你想像的多喲，你看，瓶子上都沒寫呢，而且媽媽覺得好甜，好像在喝糖水。」亮亮有點懷疑，但還是學媽媽看了看瓶子上寫什麼東西，真的沒有看到「維生素C」出現，但是他還是不服輸，問：「那為什麼廣告上都說果汁有很多很多維生素C呢？」媽媽回答：「新鮮

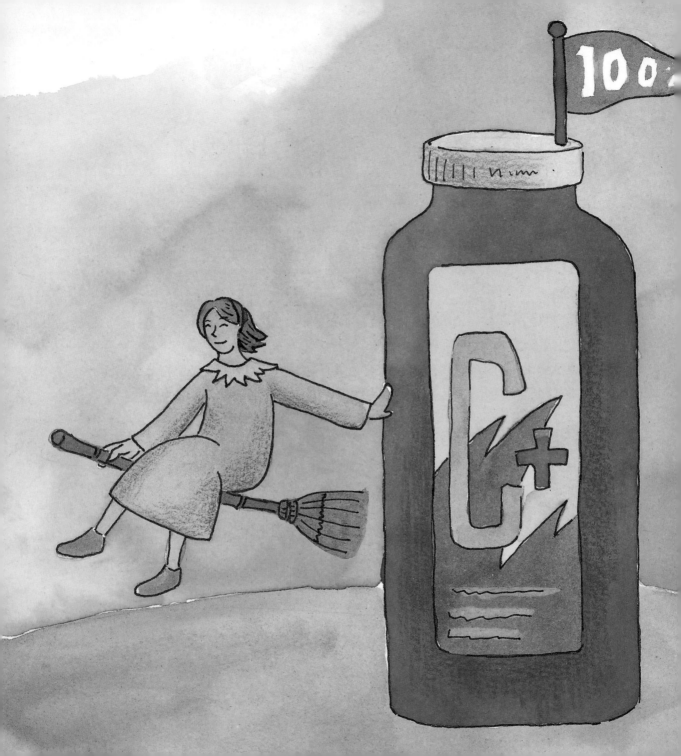

現榨的果汁真的會有水果中的維生素C，但是維生素C很怕光，也怕熱，所以只有馬上喝現榨的果汁，才會喝到許多維生素C，如果像你買的『稀釋果汁』，可能真的只有糖水了，喝糖水會蛀牙也會容易變胖，媽媽可不希望我們家的小帥哥變成滿口蛀牙的小胖子呀！」

「那我要怎麼吃到維生素C呢？」亮亮問，「我知道了，下次我買果汁的時候，一定要小心看外盒上要寫有『維生素C』，我才買。」「亮亮，媽媽切好的水果裡，就有維生素C了呀，這些水果的維生素C保證比果汁中的又多又好。」媽媽好氣又好笑的回答，「你如果真的那麼注意維生素C的來源，新鮮的水果中還是最多的，可別再幫自己找奇怪的理由喝『糖水』囉！」

## 給小朋友的話

許多人都愛喝果汁，也誤會了果汁是維生素C的主要來源，不知道你有沒有經驗，喝完果汁後，反而覺得更口渴了，嘴巴裡酸酸甜甜的，剛好提供了蛀牙細菌所需要的生長環境。其實，水果才是各種礦物質和維生素的主要來源，市面上販售的果汁在加工過程中，為了更甜更好喝，都會加入較多量的蔗糖或果糖，讓你越喝越想喝，但是喝到的糖分，可能會為身體造成比較不好的負擔喔。

## 給爸爸媽媽的話

許多不太健康的飲食習慣一開始都來自於大人的縱容，一些爸爸媽媽覺得某些習慣不對，但又說不出具體的好理由說服孩子，一些長輩則自己也已經有了似是而

非的觀念，因此也不知道該在什麼時間點提出正確的建議，因此，要給孩子們一把正確的健康之鑰，大多數的狀況都是家長必須「以身作則」才行。

　　國小三年級的小朋友會開始挑選自己喜歡的食物，如果又有零用錢可用，大多會試一試買些解饞的食物，爸爸媽媽可以在帶小朋友逛大賣場或便利商店時，和小朋友討論哪種食物該不該買，和為什麼要做這樣的選擇。故事中的亮亮從廣告裡認識了「維生素C」，但對維生素C的來源卻有了錯誤的認知，維生素C廣泛存在各種蔬果中，但因為它的化學性質怕光怕熱，因此蔬菜中的維生素C會因為烹調的因素減少，水果因為直接食用，較沒有這方面的問題。有大多數的人都以為，喝果汁也會提供很多維生素C，其實，就小學三年級學童的維生素C需求，一天約只要60~70毫克，如果是從水果中獲得，大約是一個柳丁或1/6個泰國芭樂（約80克），就可以吃到這些量了，如果太迷信果汁，增加喝到過量蔗糖的機會，也不怪乎現今的小胖哥和小胖妹的比例越來越高，年齡層也越來越低了。

1
2
3
4

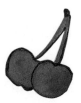

# 我每天都要
# 吃肉肉嗎？

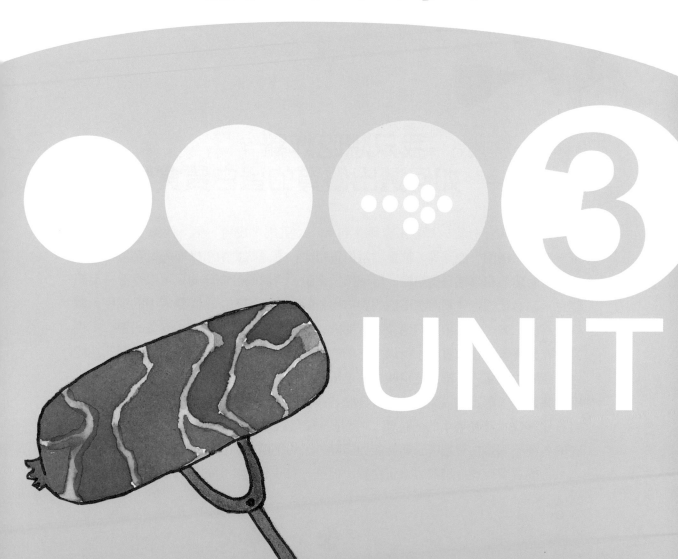

●●●● ③
UNIT

# 我每天都要吃肉肉嗎？

## 我只想吃炸雞？
## —— 如何選出優質的蛋白質食物

　　身體的大部分組成都是蛋白質，包括了：肌肉、皮膚、腦、內臟、肌腱、韌帶、毛髮、指甲、血球等，都是由蛋白質組成。透過飲食中所攝取的足夠蛋白質，可以幫助建造和修補身體組織，舉個例子來說，身體的紅血球約只可以存活三至四個月，就必須透過骨髓源源不斷的製造出新的紅血球補充；小腸腸道中的細胞大概只能存活三天，也必須適時適量的替補，以提供正常的腸道功能；受傷的傷口，也需要充足優質的蛋白質，才可以長出新的肌肉和皮膚組織。其次是和身體調節功能息息相關的酵素和荷爾蒙，這些也都是蛋白質的組成，例如：生長激素、胰島素、甲狀腺素等，都直接或間接的影響身體各種機能。另外體內的蛋白質也和免疫功能有直接關係，身體產生的「抗體」，就是一種蛋白質，抗體可以記憶和分辨身體內在的各種不同蛋白質結構，藉此能力區隔外來的細菌或病毒所含有的蛋白質，產生一系列的攻擊反應以銷毀外來蛋白質；但是，有時候食物中的部分蛋白質也會引發

類似的反應，如果反而造成身體的不舒服情形，就會被稱為是「食物過敏」。

　　血液中和體液中也含有許多不同的蛋白質，這些蛋白質可以提供一個正常的血液滲透壓，最簡單的例子就是血液檢查值中常常會出現一個稱為「白蛋白（albumin）」的蛋白質，醫生可以透過這個值來判斷病患的營養狀況，如果血液中白蛋白值偏低，病患的血液會因為滲透壓降低，大部分的液體會回滲到組織間隙中，就有可能出現不同程度的「水腫」了，這種狀況很常出現在肝臟疾病的病患，因為白蛋白這個蛋白質就是由肝臟所製造的。所以，把身體比喻成一部非常精密的機器，是一點也不為過的，各個部位、各種組織和器官，都會彼此相互牽動和影響，而我們可以幫身體做的事就是：「吃的對，常運動」，讓這部機器的運轉可以更順暢，更有衝勁。

　　蛋白質這麼重要，從食物中的補充也就得好好斟酌它的來源和品質了。許多人都誤以為只有蛋、豆、魚、肉等高蛋白質食物才可以提供蛋白質，其實，一杯240c.c.的牛奶約有8公克的蛋白質，一碗飯約有8公克的蛋白質，一碗麵可以提供4公克的蛋白質，一兩肉則提供了7公克的蛋白質，半盒嫩豆腐（約140公克）也可以提供7公克的蛋白質。所以，除了油脂類、蔬菜類和水果類以外，其他種類的食物，都可以提供蛋白質呢。動物性的蛋白質食物，就其所含有的蛋白質成分而言，可以被身體存留應用的比例較高，也因此常常被定義為「優良的蛋白質食物」，但是，許多動物性的蛋白質食物也同時含有了較多脂肪和膽固醇，因此在衡量「質」和「量」的平衡點時，就得好好斟酌囉。

【 表3-1 食物的膽固醇含量 】

| 食物名稱 | 膽固醇含量（毫克/100公克食物） | 食物名稱 | 膽固醇含量（毫克/100公克食物） | 食物名稱 | 膽固醇含量（毫克/100公克食物） | 食物名稱 | 膽固醇含量（毫克/100公克食物） |
|---|---|---|---|---|---|---|---|
| 鮮奶 | 12 | 干貝 | 145 | 墨魚 | 180 | 雞胗 | 195 |
| 全脂牛奶 | 14 | 鮪魚 | 65 | 鮑魚 | 182 | 雞心 | 143 |
| 脫脂牛奶 | 2 | 草魚 | 85 | 魷魚（乾） | 615 | 豬肚 | 68 |
| 全脂調味奶 | 8 | 鯽魚 | 90 | 蜆 | 454 | 豬腸 | 68 |
| 全脂奶粉 | 90 | 黃魚 | 66 | 魚丸 | 40 | 豬腎 | 266 |
| 脫脂奶粉 | 22 | 鯧魚 | 120 | 魚乾 | 80 | 豬腦 | 2075 |
| 雞蛋 | 450 | 鰻魚 | 189 | 雞胸肉 | 58 | 豬心 | 274 |
| 雞蛋白 | 0 | 沙丁魚 | 140 | 雞腿肉 | 91 | 豬肝 | 438 |
| 雞蛋黃 | 1450 | 白帶魚 | 69 | 牛瘦肉 | 91 | 五穀類 | 0 |
| 鴨蛋 | 560 | 金線魚 | 63 | 豬瘦肉 | 80 | 蔬菜類 | 0 |
| 鵝蛋 | 564 | 蛤蠣 | 50 | 豬三層肉 | 66 | 水果類 | 0 |
| 魚卵 | 360 | 牡蠣 | 50 | 豬後腿肉 | 68 | 天使蛋糕 | 0 |
| 豆製品 | 0 | 蟹 | 80 | 羊瘦肉 | 100 | 水果蛋糕 | 45 |
| 鮭魚 | 35 | 蝦 | 200 | 羊後腿肉 | 70 | 巧克力蛋糕 | 47 |
| 鱒魚 | 55 | 草蝦 | 157 | 兔肉 | 91 | 巧克力冰淇淋 | 40 |
| 比目魚 | 50 | 龍蝦 | 85 | 火腿 | 33 | 香草冰淇淋 | 50 |
| 一般海產魚 | 50-60 | 海哲皮 | 85 | 香腸 | 65 | | |
| 一般淡水魚 | 60-80 | 章魚 | 183 | 雞肝 | 358 | | |

資料來源：中華民國飲食手冊，行政院衛生署編，附錄（十），第附~24頁，1997年。

　　雞蛋、牛肉、魚肉都是含有優良品質的蛋白質，當加入考慮膽固醇含量的因素，就必須注意使用的頻率，尤其家中的長輩有高血脂症的疾病問題，一週最多只提供2次左右的高膽固醇類食物，對高血脂症的控制，將有一定程度的防治作用。

　　當蛋白質和熱量的攝取量長期嚴重不足時，會造成「蛋白質熱量營養不良」，現今全世界還是約有50億個孩子面臨嚴重營養不良和飢餓的困境，甚至每天約有三萬三千名的孩子因為營養不良而致死，蛋白質不足的情形往往出現在未開發國家、開發中國家、或已開發國家中的低收入家庭環境中，這是一般居住在豐衣足食環境中的孩子很難想像的情境。如同前面內容所介紹的，蛋白質架構了身體的基本組織、器官、免疫和調節功能，長期缺乏的孩子們，就可能因此而影響身體生長發育的速度、智能的發展、和對外來病菌的抵抗力等基本功能。

　　另外一個和高蛋白食物有關的議題是「魚油」，魚油富含在體型稍大的深海海域的魚隻體內，因為對降低血脂肪、調整血壓、控制發炎反應、調節免疫系統與對嬰幼兒腦神經和視網膜的發育等健康訴求，都有臨床的實驗證據可以肯定魚油的功效，所以在近年，魚油成為很流行的營養議題。可是，並不是每一種含油量高的魚，就一定有魚油，魚油指的是「二十碳五烯酸（EPA）」和「二十二碳六烯酸（DHA）」，都是屬於ω-3的多元不飽和脂肪酸，以化學結構來看，它的不飽和鍵位在碳端數來的第三個位置。EPA或DHA和其他魚肉中所含有的油脂，從外觀上無法區分，也並不是魚肉脂肪含量高時，就一定同時含有高量的魚油。秋刀魚、鯖魚、鮭魚、鰻魚、魠魠魚等屬於含有高量魚油的魚種，是攝取魚油的很好選擇。而虱目魚、烏魚、鱈魚、石斑雖然油脂含量較多，但是魚油的含有比例卻不高，充其量只是很好的蛋白質食物來源。魚體當中，魚眼窩是含有高量魚油的部位，愛吃魚

眼窩的小朋友，就可以順理成章的吃到許多珍貴的EPA和DHA了，有些媽媽會利用鮭魚頭熬煮魚頭火鍋，就是非常聰明的料理。

目前的研究報告還沒有進一步的具體證據，建議到底人體應該攝取多少魚油，可以獲得心血管保健的保障，但是的確有實驗證明，有吃魚的受測者，比都不吃魚的受測者，前者罹患中風的危險只有後者的一半，因此，專家建議：一週選擇吃兩到三次富含EPA和DHA的魚，應該就可以補充足夠的EPA和DHA，而且達到應有的保健功能。

但是，隨著環境污染的問題日益嚴重，養殖漁業因為飼養密度與位置的問題，對於大型魚類體中所累積的毒素，也是一個必須同時列入考量的因素。前面曾經提到，在大型體積的魚體內，例如鮭魚，所含的EPA和DHA含量會較高，可是如果養殖魚場的位置曾經遭受化學物質污染，部分致癌的油溶性毒素，例如：多氯聯苯和戴奧辛便會透過海洋中的食物鏈效應，累積到體型較大的魚體內。因此，在攝取營養素與避免毒素入侵體內的雙重考量下，不要只習慣單吃某一種魚種，各類魚種都平均攝取，應該就可以降低這些致癌性物質進入身體內的機會了。

# ✳一天要吃多少肉才不會太多？

許多家長有一個似是而非的觀念，就是孩子蛋白質食物來源一定要「吃很多」、「吃到夠」，而其他類別的食物，就可以隨小朋友高興來選用。但是，如果爸爸媽媽不知道「吃到夠」的程度應該界定在哪裡，常常就會導致孩子對蛋白質類食

物的攝取過量。其實小朋友一整天所需要的蛋、豆、魚、肉等高蛋白質食物來源，約只要三份就可以了，「一份」肉類的取代食物範例如下：

**一份肉** ＝1兩瘦肉（雞肉、鴨肉、鵝肉、豬肉、牛肉；不含骨頭）
　　　　＝1兩魚肉（不含魚骨）
　　　　＝1兩烏賊、小管、墨魚
　　　　＝1兩蝦仁
　　　　＝1兩蟹肉
　　　　＝3湯匙肉鬆（約25公克）
　　　　＝1湯匙小魚干（約10公克）
　　　　＝1湯匙蝦米（約10公克）＝2湯匙蝦皮（約20公克）
　　　　＝2湯匙魷魚絲（約15公克）
　　　　＝2小片牛肉乾（約20公克）
　　　　＝2片培根（約50公克）
　　　　＝3片三明治火腿片（約45公克）
　　　　＝1條熱狗（約50公克）
　　　　＝1條香腸（約40公克）
　　　　＝8個鱈魚丸（約80公克）
　　　　＝3個虱目魚丸（約50公克）
　　　　＝2個貢丸（約40公克）
　　　　＝5個小魚丸（約55公克）
　　　　＝2個花枝丸（約50公克）

＝半條魚板（約75公克）

＝5根蟹味棒火鍋料（約75公克）

＝5個蛋餃火鍋料（約60公克）

＝6根花枝餃火鍋料（約55公克）

＝6個燕餃火鍋料（約50公克）

＝7個蝦餃火鍋料（約65公克）

＝8個魚餃火鍋料（約60公克）

＝1個雞蛋＝2個雞蛋白＝6個鵪鶉蛋（約60公克）

＝1個鹹鴨蛋＝2片三色蛋（約50公克）

＝1塊豆腐（110公克）

＝半盒嫩豆腐（約140公克）

＝2個小三角油豆腐（約55公克）

＝2個小方豆干（約40公克）

＝2湯匙干絲（約35公克）

＝3湯匙素肉鬆（約20公克）

＝4小片素火腿（約50公克）

＝1個小素雞

＝1杯豆漿

＝2杯黑豆漿

＝3湯匙黃豆粉（約20公克）

＝3湯匙味噌（約60公克）

＝1片豆腐皮（約30公克）

＝20公克黃豆＝20公克黑豆＝50公克毛豆＝90公克毛豆夾

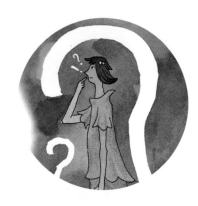

　　每一份蛋、豆、肉、魚類約可以提供7公克的蛋白質，但是，會因為不同食物中所含有的油脂程度不同，而提供不同的熱量。必須建立孩子一個重要的概念，可看見的油脂部分，例如：肥油、豬皮、雞皮、鴨皮等，都最好避免食用，一方面可以對熱量的攝取有控制的作用，同時，這些動物性脂肪也都含有了較多的飽和脂肪酸，已經知道對心血管疾病的形成關係密切，從小養成孩子避免食用的習慣，對一輩子的健康保障，無疑是最基本的投資策略。

　　為了方便讓小朋友知道他們可以吃的份量，可以請小朋友用自己的手作為測量的依據，以小學一年級到三年級的孩子的手〈包括手指和手掌〉為準，約三分之一的大小就相當於是「一份肉」的大小，高年級的孩子則約是四分之一的手大，這樣的比喻方法就實際重量比較上可能會出現誤差，但是整體而言，要達到的目的是讓孩子和家長都可以用目測的方式，養成對攝取量的估算能力。

# 我可以每天吃肉鬆嗎？
## ——談肉品的加工

　　貢丸、魚丸、肉鬆、肉乾……等，都是孩子們愛吃的肉類加工品，有些孩子因為喜歡肉製品的風味，反而以此取代了正常的各種未加工的肉品來源。首先先看看這些肉類加工品的基本營養成分，並選擇了「熟肉絲（豬後腿肉）」，做為相對照的數值根據，就可以知道肉品經過各種加工程序後，它的營養素的變化情況。

【表3-2 常見肉類和魚類加工品的營養分析】

| 品名 | 一份重量（公克） | 熱量 大卡 | 蛋白質 公克 | 脂肪 公克 | 醣類 公克 | 膽固醇 毫克 | 鈉 毫克 | 鐵 毫克 |
|---|---|---|---|---|---|---|---|---|
| 熟肉絲（豬後腿肉） | 25（熟） | 40 | 7.2 | 1.0 | 1.0 | 21 | 13 | 0.46 |
| 魚鬆 | 25 | 117 | 7.1 | 5.1 | 11 | 25 | 440 | 1.0 |
| 魷魚絲 | 15 | 43 | 6.8 | 0.2 | 3.5 | 4.9 | 267 | 0.18 |
| 牛肉乾 | 20 | 64 | 7.6 | 0.9 | 6.5 | 11 | 307 | 1.15 |
| 培根 | 50 | 154 | 7.4 | 13.5 | 1.0 | 28 | 304 | 0.04 |
| 三明治火腿片 | 45 | 61 | 7.1 | 1.5 | 4.9 | 12 | 489 | 0.48 |
| 熱狗 | 50 | 142 | 6.7 | 11.3 | 3.8 | 28 | 336 | 0.95 |
| 臘肉 | 40 | 210 | 7.4 | 19.9 | 0.7 | 30 | 616 | 0.36 |
| 香腸 | 40 | 138 | 6.8 | 9.8 | 5.8 | 23 | 431 | 0.8 |
| 豬肉乾 | 25 | 81 | 7.8 | 1.2 | 9.8 | 21 | 321 | 0.48 |
| 豬肉鬆 | 20 | 109 | 6.6 | 7.1 | 4.9 | 21 | 293 | 0.72 |
| 豬肉脯 | 20 | 88 | 6.7 | 5.0 | 4.1 | 23 | 304 | 0.46 |
| 豬肉條 | 15 | 50 | 6.5 | 1.0 | 4.0 | 19 | 199 | 0.38 |
| 甜不辣（條） | 135 | 271 | 7.0 | 4.3 | 51.6 | 15 | 466 | 1.08 |
| 甜不辣（片） | 55 | 96 | 6.8 | 2.5 | 11.6 | 11 | 376 | 0.39 |
| 鱈魚丸 | 80 | 68 | 7.0 | 0 | 10.0 | 8 | 395 | 0.09 |
| 蝦丸 | 60 | 68 | 7.0 | 0.6 | 8.7 | 14 | 547 | 0.84 |
| 虱目魚丸 | 50 | 100 | 6.9 | 5.6 | 5.7 | 19 | 280 | 0.6 |
| 魚丸 | 55 | 77 | 6.9 | 0.6 | 11.2 | 13 | 376 | 0.33 |
| 貢丸 | 40 | 95 | 6.7 | 7.6 | 0.2 | 17 | 232 | 0.27 |
| 包餡魚丸 | 60 | 101 | 7.1 | 4.6 | 8.1 | 21 | 317 | 0.48 |
| 花枝丸 | 50 | 89 | 6.7 | 4.3 | 6.2 | 34 | 348 | 0.20 |
| 蟹味棒 | 75 | 86 | 7.0 | 0.2 | 14.3 | 0 | 521 | 0.38 |

1
2
3
4

（續接上頁）

| 品名 | 一份重量（公克） | 熱量大卡 | 蛋白質公克 | 脂肪公克 | 醣類公克 | 膽固醇毫克 | 鈉毫克 | 鐵毫克 |
|------|------|------|------|------|------|------|------|------|
| 蛋餃 | 60 | 109 | 7.2 | 8.5 | 1.2 | 148 | 283 | 1.1 |
| 花枝餃 | 55 | 92 | 6.8 | 2.2 | 11.5 | 12 | 398 | 1.17 |
| 燕餃 | 50 | 157 | 6.4 | 11.2 | 7.9 | 27 | 302 | 0.48 |
| 蝦餃 | 65 | 177 | 7.4 | 12.6 | 8.8 | 47 | 404 | 0.28 |
| 魚餃 | 60 | 165 | 7.5 | 11.7 | 7.6 | 37 | 398 | 0.27 |

資料來源：台灣常見食品營養圖鑑，行政院衛生署員工消費合作社印，第59~60，69~78頁，1998年。

　　表3-2中所列出的，就是各種加工食品，以脂肪量來比較，就可以知道每一份肉類，雖然都提供了7公克左右的蛋白質，但是孩子們喜歡的香腸、熱狗、肉鬆、魚鬆、和培根就分別含有了9.8公克、11.3公克、7.1公克、5.1公克、和13.5公克的脂肪，而且這些加工品的口味都很香甜，更是讓孩子們欲罷不能，往往一吃就是好多份，也不怪乎吃進去了許多「隱藏性的脂肪」。

　　另一個須注意的地方是「鈉」的比例，和一般的肉品相比，加工品的口味總是比較豐富，甜甜鹹鹹的口味，也是吸引孩子們的主要因素，如果仔細比較，同樣吃進一份肉品，未經過加工的肉，即便再加上調味，可能所含有的鈉量，大約只有加工肉品的五分之一左右。有的孩子很喜歡吃豬肉條、肉鬆、或豬肉乾，吃的量也比較難以節制，吃完後出現容易口渴的情況也就理所當然了。

　　至於像香腸、火腿和熱狗等色澤鮮豔的加工品，有另一個需要注意的問題：「亞硝酸鹽」，添加亞硝酸鹽的目的本來是為了殺死肉品中的肉毒桿菌，並且是一個保色劑，可以讓加工肉品的色澤呈現誘人的紅色，但是，因為已經有許多動物實驗

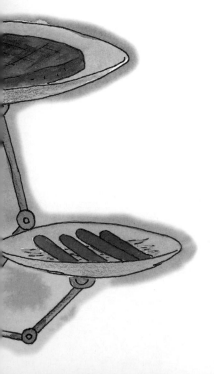

都發現，亞硝酸鹽和食物中的蛋白質分解物「二級胺」會相結合，形成「亞硝胺」，而引發出胃腸道的多種癌症，因此必須注意孩子的食用頻率和加工肉品的品質選擇。

首先，最好盡量選擇有品牌，色澤較不鮮豔的產品，既然亞硝酸鹽是一種保色劑，選擇有品牌的大型工廠產品，較有品質流程管制的能力，相對的，對於法規限制的規範，也比較有遵循的意願。而媽媽可以從產品的顏色外觀上判斷，顏色過度鮮紅，表示添加的量可能稍高，就得考慮是否購買。許多媽媽都已經知道，烹煮香腸可以先用滾水燙熟，再稍微熱煎一下，本來的用意可能只是為了去除香腸中的油脂，其實，透過事先水煮的步驟，可以將香腸中的部分亞硝酸鹽溶解到水中，就可以避免因為烤、油煎等直接加熱的步驟，讓亞硝胺產生的濃度更高，所以，蒸熟的香腸對亞硝酸鹽的去除效果，就沒有滾水煮過的效果來的好了。

那麼，便利商店中的熱狗產品如果是小朋友的課餘零食選擇時，該怎麼辦？熱狗經過重複油煎加熱，產生亞硝胺的風險自然較高，對於高年級的孩子，其實可以和他們溝通其中的利弊，讓他們理解他們已經夠大了，可以選擇對自己健康有保障的食物，而不是先選擇好吃味美的食物，讓身體受傷害。孩子們都是聰明的，只要多次善意的提醒，他們應該都可以開始展開健康管理的第一步。對低年級的孩子們，因為大多都由家長陪同到便利商店，如果孩子們要選購熱狗產

品，最好是以其他的包裝食品取代，也可以教他們比一比包裝食品中有些什麼，藉此轉移注意力。

在家中食用香腸、火腿或臘肉時，也要避免和含有「胺類」同時食用，例如：魷魚、秋刀魚、干貝、鱈魚、魚翅、章魚、和蝦米等，這些食物也提供了很好的化學反應原料，讓胃腸道中的亞硝胺產生量加多，是媽媽要小心注意的。而孩子們如果真的在外購買香腸或熱狗時，要請他們不可以同時喝優酪乳或任何乳酸飲料，這些食品也會增加亞硝胺的產生，而應該選用富含維生素C的水果，因為維生素C已經知道可以抑制硝酸鹽反應成亞硝胺的起始步驟，是攝取肉類加工品時的最佳健康拍檔。

肉類加工品除了要考量鈉和油含量增多、擔心致癌物質的形成之外，也必須同時注意營養素的流失問題。當加工的過程越繁瑣，原本肉品中含有的營養素，尤其是水溶性維生素，都有可能流失，如果以香腸、火腿、熱狗、肉鬆等加工品與新鮮豬肉相比，前者的維生素$B_6$大約都只剩下新鮮肉品的八分之一到四分之一不等，維生素$B_1$大約都只剩下新鮮肉品的二分之一到五分之四不等，因此，如果家長們習慣用加工品取代正常肉品，長期養成習慣後，其實是剝奪了孩子們攝取全方位營養的機會，這類的孩子比一般孩子更容易出現偏食的情況，身體的抵抗力也明顯較差，還得希望家長們不要貪圖一時的方便，太常準備這類的加工品讓孩子們食用。

還有一個來源安全度的問題，當媽媽自行到傳統市場或超級市場選購肉品時，總是比了又比，看了又看，就為了選一塊新鮮安全的肉，但是，對於肉品加工廠的肉品來源，就真的很難有一個評鑑的機制，無論肉品來源新不新鮮、或安不安全，在經過加工之後，口味和外觀都難以判別，因此，只好選用較有品牌的工廠產品，且必須稍微控制購買的頻率和量，才是最基本的健康保障。

# 吃烤肉囉！！
## ──談外食肉品的安全

「烤肉」是孩子們喜歡的進食方式之一，也許是眼睛睜睜的看到食物在眼前變熟的興奮感、也許是食物的香味四溢、也許是各種沾醬，總是讓孩子不用跟催，就可以一口接一口，「自動自發」的吃，許多家長也喜歡到這類的用餐場所，因為無論吃多少都是同一價格，在認知的「價格」上非常划算，但是這類的用餐地點還是有幾點需要家長注意的：

**避免過度烤焦，衍生出「多環芳香烴」**

高溫燒烤的肉品或富含油脂的魚（例如：秋刀魚），因為肉質中的油脂受到加熱後滴入炭中，經過高溫加熱後，就會衍生出「多環芳香烴」的致癌物質，這些致癌物質會隨著高溫的燻煙，往上移動，剛好就附著在烤肉架上的肉和魚上，稍不注意，就有可能在一頓飯間，吃了平常避之唯恐不及的致癌物質了。烤肉店裡的燒烤網架，得時常提醒店員幫忙更換，避免燒焦物沾黏到食物上，對於標榜「炭火」烤肉的炭火爐，最好盡量避免點用油脂含量高的肉品和魚類，像秋刀魚、各式小排等，應該可以稍微降低油脂釋出和過度受熱的機會。如果自己在家烤肉，可以考慮稍微將烤肉網架加工一下，用鋁箔紙包覆，也可以避免油煙直接附著在肉品上。

**肉品的熟度**

豬肉的肌肉細胞內，會含有一種寄生蟲「旋毛蟲（trichinella spiralis）」，必須完全加熱殺死，否則誤食，將引發食慾不振、嘔吐、下痢，甚至當蟲體侵入肌肉

後，會引起肌肉疼痛、呼吸和吞嚥困難等現象。因此，好好的將豬肉類產品加熱至全熟，就可以完全避免這類的擔心和疑慮。

## 調味料

　　到燒烤店用餐，不免會取用各種風味的調味醬料，這些不同種類的調味醬料，都是高鈉食品，也要提醒孩子們控制食用量。這類店家中，也常常提供了源源不斷的湯品或飲料，孩子們也會因為吃了太多高鈉的調味品，就一直猛喝飲料，小心這些也是有熱量的喲！

## 避免貪小便宜而過度食用

　　這個挑戰相當困難，會到這類餐廳用餐時，都常常因為「吃到飽」的訴求才去光顧，絕大部份顧客也都真的吃到飽才肯離開，一餐內的總肉類和魚類的攝取量，可能是小朋友一週的總需要量，如果爸爸媽媽不能稍微節制進入這類餐廳用餐的頻率，容易造成孩子的錯誤飲食觀念，以為「大魚大肉」是理所當然的，這樣容易讓孩子的腎臟負擔過重，是爸爸媽媽要以此為警惕的。

## 青菜比例不足

　　這類的餐廳較常提供的蔬菜類就是「沙拉吧」，可是並不是每一個小朋友都可以真的透過沙拉吧的蔬菜攝取到足夠的量，有的孩子並不能適應冷的蔬菜，有的只吃一些玉米粒和葡萄乾，這些也不是蔬菜類，因此，必須提醒孩子多吃一些水果，可以稍微平衡吃完烤肉的口乾感覺，如果可以，在次一餐或第二天，也得在家中多準備一些蔬菜類的食物，讓孩子還是可以將該餐吃不足的蔬菜，好好的補充回來。

# 學童茹素的時候

部分家庭因為宗教的關係，必須茹素，對於正在發育的孩子們，必須更小心謹慎補足植物性食物的不足，也可以將孩子的營養照顧得很好。

首先，先討論茹素時可能容易缺乏的營養素：

## 維生素B$_{12}$

維生素B$_{12}$是體內製造紅血球時的重要輔助因子，但是，維生素B$_{12}$廣泛存在於動物性食物，植物性食物中卻少有。因此，必須透過「酵母」類的產品，適時適量的補充，坊間就有錠狀的酵母，或粉狀的酵母，但有特殊的味道，對於不喜歡這類味道的小朋友，可以考慮添加到飯粥或飲料中。也可以考慮利用市面上的穀麥片（cereal），都會強化各種營養素，也是一個補充的管道。

## 鈣質

有的茹素因為宗教的因素，對於所有動物性相關的食物，都排斥攝取，但是對於發育中的孩子們，還是建議可以補充乳製品，例如：每天一到二杯牛奶或優酪乳，或吃一些乳酪片，對鈣質的補充將有很大的幫助。如果對奶類食物還是不方便食用時，每天一定至少吃一碗綠色青菜，每餐吃一種豆製品，添加黑芝麻或堅果類食物，也都可以補充鈣質。

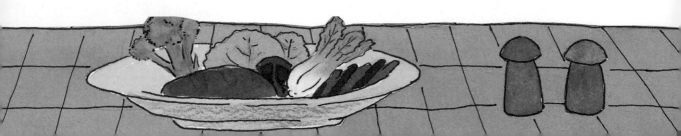

## 鐵質

鐵質也是普遍存在動物性食物的一個營養素，部分植物性食物雖然含有鐵，但整體吸收度仍不如動物性食物。雖然如此，茹素者還是得多吃菠菜、莧菜、紅鳳菜、青江菜、紫菜等含鐵量高的蔬菜，對於豆製品、燕麥片、乾果、堅果類和早餐穀麥片，也都要足量補充。鐵質的吸收同時需要足量的維生素C，因為維生素C可以幫助鐵被還原成容易被吸收的二價鐵形式，因此，餐後多吃芭樂、柳丁、木瓜、奇異果等維生素C高的水果，將有明顯的幫忙。菠菜雖然有鐵，但是因為它也同時含有「草酸」，會降低鐵質的吸收；全穀類和乾豆類的食物，則因為含有「植酸」，對鐵的吸收也不利；有的孩子喜歡喝奶茶，茶中含有的「單寧」也會對鐵的吸收有負面影響。好消息是：發育中的孩子們，會自動提高腸胃道對鐵的吸收率，因此，多種含鐵的深綠色蔬菜、乾豆類（黃豆、紅豆、黑豆、花豆、綠豆）、黃豆製品、紫菜、金針、豌豆、木耳、香菇、黑棗、芝麻、堅果、和花生交替供應，就可以避免單一負面因子影響吸收了。

## 維生素D

富含維生素D的食物幾乎都屬於動物性食物，像：蛋黃、牛油、肝、魚肝油、添加維生素D的鮮奶等。因此，對於完全只吃植物性食物的人而言，照太陽就是唯一得到維生素D的方法了。皮膚受到太陽光的照射，皮膚表層的油脂部分可以形成維生素D，再被皮膚吸收，可是現在許多孩子的課後休閒活動不是看電視、就是打電動玩具，願意走出戶外運動曬太陽的比例，漸漸低了，其實，每天只要曬個15分鐘左右的陽光，就可以讓皮膚合成足夠的維生素D，可以提醒孩子們運用學校下課時間、放學散步時間，應該足夠運用了。

鋅

　　「鋅」是近年來受到矚目的微量礦物質之一，身體
大約有三百種酵素的反應作用，都需要鋅來助一臂之
力，例如：味蕾的味覺反應、傷口的癒合能力、免疫
功能、蛋白質的代謝作用、遺傳物質DNA的代謝、和
胰島素的儲存和釋出……等，都需要「鋅」擔任調節
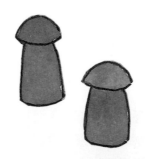
的角色。一般在蛋白質含量高的食物中，往往才含有比較多的鋅，像海產類的牡
蠣，就是含鋅量最高的食物，其他如蝦、牛肉、羊肉和雞肉也都含有鋅，茹素者必
須要透過黃豆與豆製品來攝取，如果可再補充一些早餐穀麥片，也是很好的選擇。

　　因此，綜合這些資訊可以發現，小朋友茹素時，只要注意食材的均勻，多用新
鮮的黃豆和豆製品，例如：豆漿、豆腐、豆花……等，對於蛋白質類的食物與部分
營養素的攝取，應該都會不虞匱乏，但是要特別注意的是，部分的豆製品已經過度
加工，像油豆腐、麵筋、豆棗（豆枝）、素肉鬆等，得小心過度的油炸或加工過
程，一方面增加了油量的攝取，一方面也破壞了其他非蛋白質的營養素。孩子們如
果不排斥以原汁未過濾的豆漿煮火鍋，變成「豆奶鍋」，倒是一個不錯的選擇，各
種蔬菜和豆腐，配上附含豆渣的豆漿湯底，風味相當獨特，營養價值也很高。提到
過濾後的「豆渣」，也可以用來做成「素煎餅」，味道鹹或甜都可以，也是一個相當
好的高蛋白餐間點心。

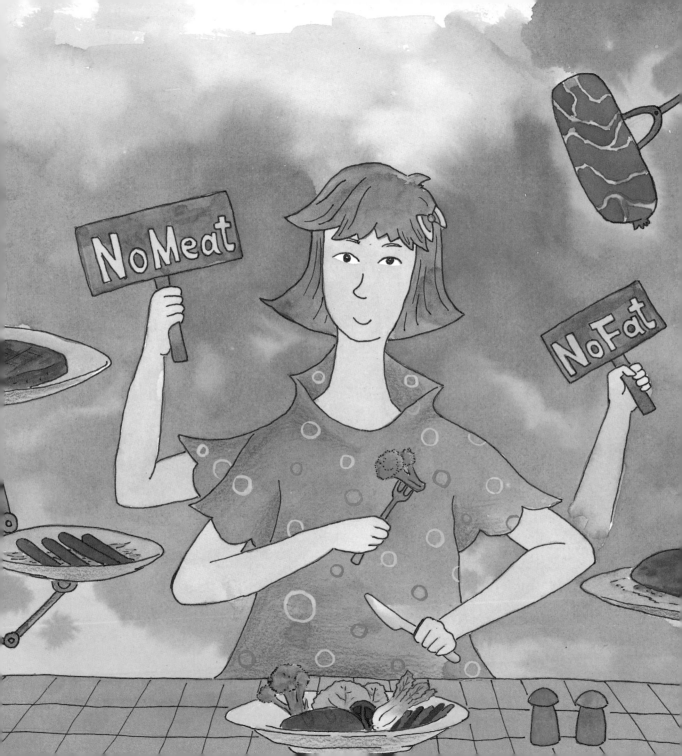

# 故事列車：不喜歡吃肉的小敏

　　小敏不喜歡吃肉，任何一口肉放在嘴裡咬到最後，還是問媽媽：「我吞不下去，可不可以吐掉？」所以小敏的「吃肉」，還不如說是吃「肉汁」，因為肉肉根本都沒進了小敏的肚子，讓媽媽很擔心。

　　在學校吃營養午餐的時候，小敏總是趁老師沒注意時，才快點去打菜，所以每一種東西就可以只拿一點點，尤其是肉，營養午餐的肉有時候油油亮亮的、有時候炸的硬硬的，「我拿一小塊就好了，免得吃不完。」小敏心裡想。

　　學期開始已經一個月了，老師宣布星期二要到健康中心量身高和體重，小敏回家告訴媽媽時，媽媽剛好和隔壁李媽媽正在聊吃什麼可以減肥呢！看到小敏回來，媽媽問：「小敏啊！餓不餓，媽媽有幫你準備波蘿麵包和牛奶喔！」小敏回答：「不用了啦！我怕吃了會太胖。」

　　李媽媽看著身材瘦瘦的小敏，問小敏媽媽：「小敏幾年級了？」小敏媽媽回答：「四年級了，什麼都挑著吃，這也不要，那也不要，尤其是肉，從來沒有好好吞進一口。」李媽媽仔細看著小敏的臉，清秀的臉龐有一點蒼白，「小敏，那你現在有多高，有多重呢？」「大概是145公分，30公斤吧。」小敏有一點得意的回答，「我很注意保持自己的身材喔！」李媽媽一聽，覺得小敏的觀念有點偏差，一想到剛剛小敏進門時，自己還和小敏媽媽大聲小聲的討論吃什麼可以瘦，覺得有點不好意思。

1

2

3

4

5
6
7
8

　　「小敏常常會覺得容易累嗎？」李媽媽問。「是啊！也不喜歡運動，稍微跳繩一下，喘到不行，騎腳踏車10分鐘，就說太累了，找到樹蔭就躲，還說這樣比較不會曬黑，真不知道現在小女生怎麼這麼難伺候。」媽媽看著小敏回答。小敏知道媽媽要開始嘮叨了，趕快假裝到廚房倒一杯水喝。心裡想著：「我才不要被班上的臭男生嘲笑我是母豬呢！現在這樣瘦瘦的比較好。」回到客廳，李媽媽接著說：「太瘦了抵抗力也會變差喔！體力不好的話，怎麼有精神唸書和玩啊！」「是啊，一下子就要上國中了，沒體力可就糟了。」小敏媽媽擔心的接著說，露出滿臉的煩惱。「不用擔心啦！現在都流行瘦瘦的女生，女生本來就不用怎麼動，所以不用擔心沒體力，而且我也不是全班最瘦的呀！」小敏逞強的回答。

　　可是，小敏心裡有一點疑惑，最近寫作業或複習功課時都好容易打瞌睡，其實肚子有一點餓，但都因為怕胖不敢吃就忍過去了，難道真的像李媽媽所說的嗎？「我是不是該問一下老師或是護士阿姨呢？」

## 給小朋友的話

　　故事中的小敏是個愛漂亮的小女生，但是對體重維持的概念有些錯誤，10歲的小女生每天可以吃3～4碗飯、大約小朋友一個手掌大的肉或魚、兩碗青菜、兩個水果與兩杯牛奶，如果吃不到這個份量，對正在成長發育的四年級小朋友，可能會漸漸造成營養不足，這時候，身高體重的增加速度都會變慢，注意力也不能集中，功課進度就會落後了。小敏就是因為不知道到底可以吃多少，只知道提醒自己不要多吃，反而明顯的體重偏低。小敏可以考慮將可以吃的總份量，平均分到三餐裡，就可以知道哪些東西是多吃的了，也可以和媽媽或老師討論哪些食物是重要的，每天都要吃到喔！

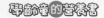

　　另外很重要的一點，小朋友和大朋友們都不可以因為別人的體型而嘲笑對方，而是要提醒或幫助他（她）們，遠離不健康的食物，這樣才是對他（她）們最有用的事，也可能會因為這樣幫助自己更多囉！

## 給爸爸媽媽的話

　　這個小故事裡引發幾個令大人們深思的問題：

### 錯誤的減重訊息

　　小女生天生就會比較注意外觀的議題，如果長期聽家中的大人討論吃什麼、喝什麼可以減重，漸漸的就會以為什麼都不可以吃，而影響到發育。其實，大人也只要把握住大人的飲食金字塔份量，並配合適量的運動，身材也不容易發胖，都可以和小朋友一起健康正確的選擇食物。

### 適度的運動可以增加小朋友的食慾

　　學齡期兒童的運動是影響進食量的主要關鍵，如果試著漸進的增加孩子的體力與耐力，可以藉此增加小朋友的進食量，而且，家長很在意的身高，也要藉由運動來刺激長骨細胞的增生。補充富含鈣質的食物（牛奶、優酪乳、低脂乳酪、排骨湯、小魚乾……等），和讓小朋友玩各種運動（跳繩、跑步、游泳、騎腳踏車、溜直排輪……等），都是幫助孩子長高的法寶。另外要記得告訴孩子：只要是吃得正確、動得正確，是一點也不用擔心變胖的。

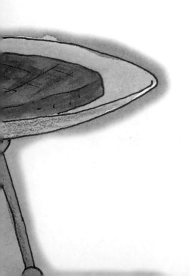

5
6
7
8

### 不喜歡吃肉或魚的孩子

有的孩子就是不喜歡吃肉，家長們可以先過濾出主要原因，再尋求解決的方法。例如：

1. **孩子不喜歡肉有硬硬的感覺**：豬肉或牛肉中的筋容易造成口感的不舒服，可以購買含筋較少的部位的肉品，例如里肌肉和肩胛肉，或者是將肉切成肉絲或碎肉，拌上一些地瓜粉後再烹煮以增加滑潤感，可以幫孩子克服這類問題。

2. **孩子害怕魚腥味**：有的孩子對魚的味道非常敏感，媽媽得藉助一些辛香料來幫忙，例如：蔥、薑、蒜、黑胡椒、味噌、義大利綜合香料等基本配料，如果媽媽自己也不喜歡煎魚時的油煙，可以善用烤箱，同時可以省下烹煮和清洗鍋子的時間，對於油脂含量較高的魚，很適合用烤的，例如鮭魚，只要魚夠新鮮，烤後的香味可以掩蓋魚腥味，再滴些檸檬汁，更可以提鮮和提供維生素C，如果當餐吃不完，可以小心的先將魚刺剔除，冷藏保存，在次餐或次天可以做個鮭魚炒飯，味道非常鮮美。如果要紅燒或糖醋，「米霖」就是很好的去腥救星了，加了米霖後的魚，會帶有淡淡的甜味，對於不喜歡以酒味去腥的孩子，將是很好的替用品，紅燒的湯汁還會有蔥、薑、蒜的甜味，可以讓孩子將小口的魚肉稍微沾一點醬汁食用，非常下飯。

3. **孩子怕吃到魚刺，所以不吃魚**：有的孩子很會挑魚刺，對吃魚的接受度自然較高，但是有的孩子就是沒辦法，往往為了一根魚刺，整口魚肉都吐出來，讓家長覺得好浪費。為了不至於造成危險，媽媽最好還是採買沒有細刺的魚種，比較安全，例如：馬加魚、鱈魚、鮭魚、白鯧魚、鯛魚、吻仔魚、嘉臘魚……等，也可以問魚販的建議。其實吻仔魚或鰻魚苗可以常備在家中冷凍庫，採買回家後，依照每次的習慣用量分裝凍好，它解凍的速度快，直接用水沖洗就可以了，可以考

慮煮成小魚煎蛋，或以蒜頭、少許醬油和一點點糖炒香，都是快速、美味又營養的下飯配菜。

4. **孩子咬一咬就吐出來**：讓孩子吃太大塊的肉，咀嚼太久後，肉汁被吸乾了，不容易下嚥。媽媽可以把肉絞碎，做成口味較淡的滷肉醬，或是拌炒洋蔥碎和些許番茄做成義大利麵醬汁的口味，讓孩子拌麵，等他們習慣咀嚼肉的感覺，再慢慢變成肉絲或小肉塊供應，過度期間，不要忘了可以運用豆製品補充不足，就不必擔心整體蛋白質用量太低了。

### 蛋、豆、魚、肉類的不足可能會導致鐵的攝取不夠

鐵質的攝取是否足夠，大大影響了小朋友的學習注意力，相關的研究指出，學童如果缺乏鐵質，可能會因為血紅素的濃度降低，使得腦細胞的氧利用率相對不夠，順勢影響腦細胞中和鐵有關的神經傳導接受體的數量和反應，當然對於學習能力正要發揮的學童，就會有直接的負面影響。富含鐵質的食物有：雞肝或豬肝、蛋黃、豬血或鴨血、瘦肉、貝類、海苔、海帶、豆類等，大多都來自於動物性食物，如果小朋友對這些食物的接受度不高，就有可能會出現臉色蒼白、運動時容易累，因為注意力不專心，間接也會影響課業的表現。因此，家長們可以每週至少提供一到兩次的含鐵食物，對小朋友的健康會有加分作用喔！牛肉是鐵質含量較高的食物，但對部分因為家庭或宗教因素無法進食牛肉的人而言，只好改用其他食物。豬肝和豬血糕也都是不錯的選擇，只要選擇了來源可靠的產品，就可以提供孩子多樣化的選擇了。另外，部分魚肉的肉質中，有些部位會呈現較深色的暗紅色肉質，烹煮後呈咖啡色，被稱為「血合肉」，是魚肉中鐵質含量較高的部位，也是很好的鐵質來源食物。

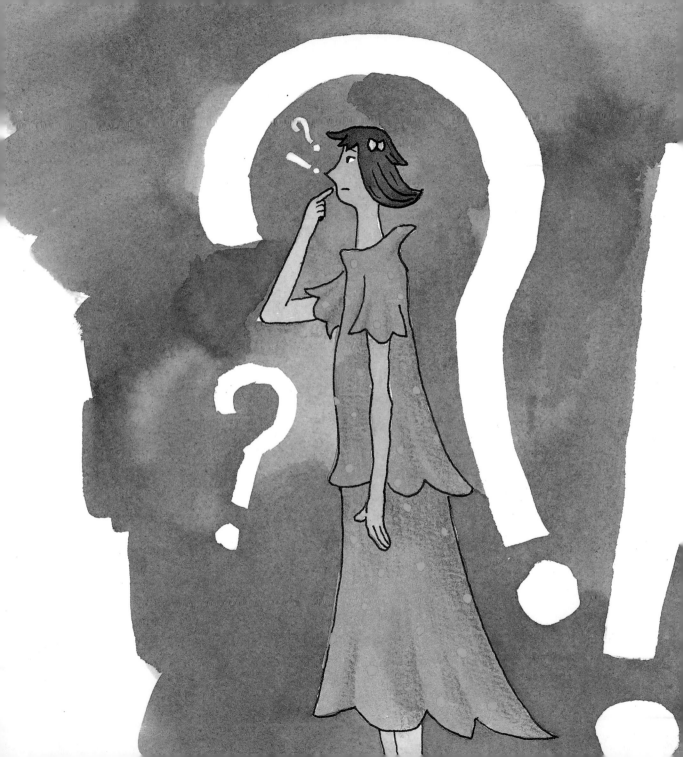

## 當孩子的「飲食字典」

孩子其實是看著爸爸媽媽吃什麼而學習他們應該吃什麼，大人們可以從報章、雜誌，甚至是部分傳遞健康訊息的網站，和小朋友們一起討論食物，畢竟一日三餐中，至少應有一餐可以全家共同坐下聊一聊，當小朋友對某一食物產生排斥時，媽媽也可以藉機了解原因，而不只是單純的責罵或不高興。這一餐吃的多或少其實畢竟是其次的，了解真實的原因後，在次餐將營養補齊就可以了，一般而言，整日的攝取量的均衡度，遠比單一餐的均衡度重要，也更容易於不同餐次間互補協調，所以家長應該注重的是正確飲食習慣的建立，這才是一生中最重要的基本要件和健康元素。

## 依客觀事實評估孩子的飲食變異

大人有時候會突然想大吃一頓，有時候卻又一點食慾都沒有，同樣的情況也會發生在孩子身上。只是大人很容易以主觀的判斷而直接責備或強迫孩子進食，出發點可能只是單純的關心和擔心：如果孩子吃不夠會影響發育或健康。其實，有幾點客觀的因素，可能會影響孩子的偶發性「食慾不佳」：

1. **生病**：感冒、發燒、喉嚨不舒服等生理問題，都會影響孩子的進食量，這時候的首要補充是水分，尤其是溫開水潤喉，也可以多吃容易咀嚼、沒有刺激性味道的水果，例如：蘋果、水梨、木瓜……等，溫度不要太冰，最好是室溫的溫度，較不會刺激喉嚨更不舒服。有時候孩子會在生病時，「情緒性」的要求要喝優酪乳或一些稀釋的乳酸飲料，有的家長拗不過孩子的要求，也覺得這些東西的營養不錯，又可以補充水分，就讓孩子食用。其實，一般在感冒階段，最好還是不要供應需要冷藏的食物，因為可能會使咳嗽等上呼吸道症狀更加惡化，稀釋的乳酸飲

料通常又都太甜，喝完之後，舌頭和喉嚨部位都可能會覺得黏黏的，對症狀不但不會緩解，反而會複雜化。因此，溫開水和室溫溫度的水果，可能還是最好的選擇。初期出現上呼吸道感染症狀時，孩子可能會排斥太鹹、太硬的食物，因此對於一般原來可以吃得很好的正餐，都會降低興趣，媽媽可以考慮熬一些粥，放些切碎的蔬菜和肉、魚或蛋，待溫度稍降低後讓孩子食用，也許攝取的比例上並不如未生病前理想，但是還是可以鼓勵孩子慢慢的吃，麵點也是不錯的選擇，少量多次的供應，會讓孩子稍有元氣一些。

2. **飯前已經吃了點心**：孩子放了學，媽媽如果還來不及準備好晚餐，低年級的孩子可能會要求家長先給一些餅乾和糖果充飢，高年級的也許就「全自動」自己張羅零食了，這些點心多半都是熱量較高、脂肪較多、醣類也較多的商品，因此，就孩子的小胃來說，真的會影響正餐的進食量。其實媽媽有幾個方法可以改變這樣的狀況：

（1）先準備好水果讓孩子食用：很多孩子在飯後已經吃不下水果，可以考慮將水果挪到餐前，一方面對食物的「質」和「量」都可以放心，一方面準備水果的速度較快，可以迅速而確實解決問題。

（2）以其他五穀根莖類食物先遞補：如果家裡還有早餐剩下的土司，冷凍櫃裡還有饅頭，都可以拿出來應急，先幫孩子的土司烤熱塗些果醬，或用微波爐熱好饅頭，處理的時間都不長，而這些食物基本上都可以和晚餐中的飯或麵做替補，屆時只要把飯量或麵量減低，蔬菜和蛋白質食物補齊，孩子還是可以吃得對、吃得夠。

（3）喝一杯牛奶：學齡期的孩子已經很少在睡前喝牛奶了，如果一天建議喝兩杯以達到鈣質的主要供應來源時，第二杯牛奶往往不知道該在什麼時候給。當

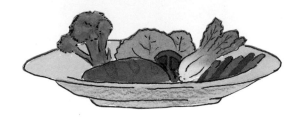

課後離晚餐開飯時還有一、兩個小時，可以提醒孩子先喝杯牛奶，牛奶中的蛋白質含量可以幫助穩定血糖，也就比較不容易出現飯前低血糖，肚子餓得咕嚕咕嚕叫，只好飢不擇食先亂吃的情況。

（4）慎選家中的「應急點心」：家中還是得準備一些應急的點心，而且不應該擺在孩子隨手可得的地方。購買的時候，相同的產品，如果有小包裝就盡量買小包裝，孩子才不會一拆封，就覺得「有義務」吃到完才結束。否則就是採限量供應，盛裝在一定容量的容器裡，例如小碗或小盤子，吃完一次就結束。對產品的選擇上，太甜的或太鹹的都不適宜，不是會造成血糖升高的飽足感，就是對正餐較正常的口味覺得沒胃口，讓忙得灰頭土臉的媽媽，覺得非常受挫。

3. **就是不想吃**：有些孩子的食慾本來就不好，家長其實要想想幾個問題：

（1）孩子的運動量夠不夠：上安親班的孩子，靜態的活動往往佔據主要時間，正常情況下，如果都沒有適當運動，肚子也不容易覺得餓。現今學童體型兩極化的情況很嚴重，太瘦小的，可能就是運動量不夠，肚子總是不餓就越吃越少；體型過重的，可能就是沒運動，雖然不很餓，還是可以吃很多，因此，需要家長多一份關心，每天30分鐘的跑跑跳跳，對發育中的孩子們，是讓食慾正常化的基本要件。

（2）家長的預期量是不是超過孩子的理想（建議）攝取量：有的家長會有同儕比較的壓力，看到同年紀的孩子都長得比自己小孩高大，免不了會希望孩子吃

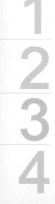

更多、更好，每一餐就幫孩子裝盛好多飯菜，滿到孩子連從哪裡開始吃都很煩惱。其實，家長只要依照孩子的一天飲食建議量：每天三碗飯、三份肉、兩碗青菜、兩個水果和兩杯牛奶，屈指算算，孩子的晚餐可能只需要一碗八分滿的飯、孩子半個手大小的肉、一碗青菜和一個水果就很營養了。可以幫孩子先裝少一些，等孩子吃完後再添補，一方面孩子會覺得壓力較小，一方面如果真的吃不完，家長也不會因為覺得浪費食物而大動肝火。如果孩子在現階段根本沒有吃到這個建議量，也不方便一開始就加到足量，可能會讓他很緊張，可以一兩天慢慢少少的增加一些量，等確定他可以吃完，再少少的增加，也要給他們實質的鼓勵，並烹煮一些他們比較有興趣的菜色，以增加孩子的信心。

（3）孩子上一餐的用餐情形：有時候孩子的餐次間食量的落差非常大，遇到剛好是喜歡吃的食物，可以吃到非常飽，因此和孩子討論一下，上一餐吃了什麼、吃了多少，以評估這一餐的食量變化是不是正常。

（4）孩子不喜歡今天的菜色搭配：這個問題很容易出現在餐桌上，媽媽為了營養均衡，總不能每天都煮那幾道孩子鍾愛的菜色，這時候媽媽可以考慮稍稍改變做法，且利用正確的營養訊息，鼓勵孩子吃吃看，例如：有的孩子不喜歡吃蛋黃，怕會噎到，媽媽可以考慮做成三色蛋，用色彩的變化吸引孩子，只要孩子肯吃，一方面鼓勵，一方面也可以強調這些蛋白質食物，可都是長高、長肉和身體裡的警察（免疫系統）的原料呢！有的孩子很有聯想力，會去思考吃進去的蛋白質怎麼樣變成自己的肉肉，如此一來自然抗拒力會稍稍降低一些了。

（5）孩子只是單純的一次食慾不佳：如果前面提到的情況都不是影響孩子的食慾
　　因素，孩子只是單純一次不想吃，或不想吃這麼多，爸爸媽媽也不要心急，
　　可以好好和他商量，如果不吃飯到睡前可能會肚子餓，並問他該怎麼處理，
　　在不可以吃宵夜的前提下，讓他選擇，有時候，爸爸媽媽真的得尊重他們的
　　選擇，可以讓他們「體驗」做決定的後果。當然，爸爸媽媽也必須評估這種
　　情況發生的頻率，如果常常出現，就必須確認是否有生理器官的問題，導致
　　食慾不佳，才不會誤導了問題點，讓孩子的營養狀況出現危機。

　　飲食在生活中應該是輕鬆而愉快的，也提供了精神滿足的效果，因此，家長們
在手握大原則的前提下，可以試著放輕鬆的面對孩子看待食物的態度，有時候也可
以請孩子們「開菜單」，一方面可以了解孩子今天或明天的食慾動向，較不會辛苦
煮了一桌菜後，媽媽還被東挑西嫌的覺得很挫敗也很生氣；一方面在討論菜單時的
討價還價，也可以讓孩子們體驗出媽媽搭配菜色的辛苦，慢慢讓孩子學習選擇菜
色，其實，這樣的桌邊訓練對升上國中後，偶爾必須自己在外進食的孩子，是很好
的營養衛生訓練，一旦養成基本的配菜習慣和能力，屆時這些大孩子面臨必須自己
用餐時，菜色選擇也不至於偏差太遠，可以讓家長大大的放心。

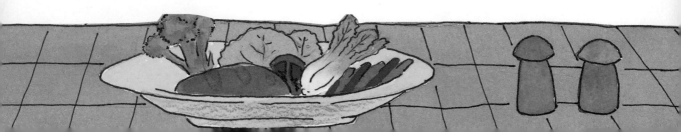

# 媽媽，
# 我不喜歡吃青菜

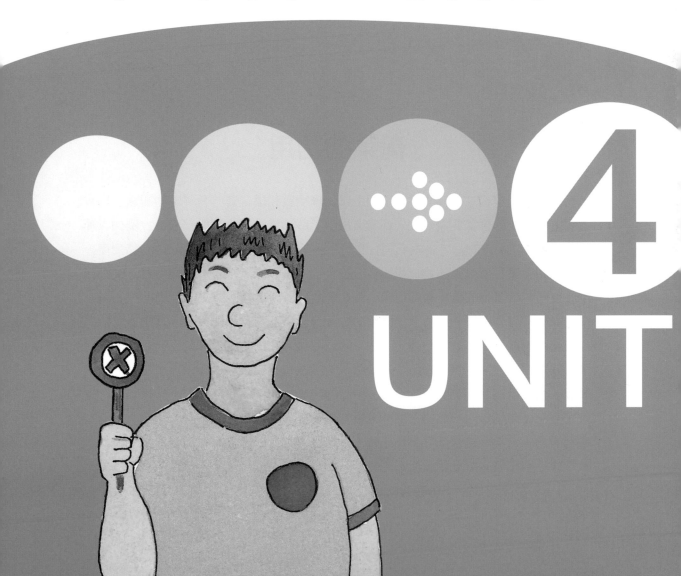

4
UNIT

# 媽媽，我不喜歡吃青菜

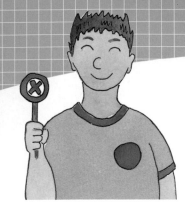

## 青菜的功用

　　許多人還停留在青菜只供應了維生素、礦物質和纖維質等營養素的觀念，事實上，這些年來的營養相關研究，都漸漸找出了蔬菜或水果中新的營養素，例如：茄紅素、吲哚〈Indoles〉，這些名詞有的已經被炒得火熱，並且搭上流行商品列車，有的名詞對消費者而言還是似懂非懂，甚至根本不認識，但是，整體而言，從蔬果中發現所含營養素的具體保健功能，在未來還是很具發展性的。

　　回顧營養學的歷史，其實一開始的營養學發展通常都是針對某一食物，可能對人體有些幫助，再一一去分離、萃取、確認出該食物中到底是什麼「物質」有具體保護效果，才在二十世紀間將現階段認知的主要營養素都一一確認出來，這一步的進展，在流行病學的範疇裡，擔起了預防許多慢性疾病的重任，也同時帶給了「營養補充品」市場無限的商機。許多人對「營養補充品」都寄予很高的期望，認為它含有的訴求營養素劑量高、方便、有效。但是，就在二十世紀的尾聲，隨著新的實驗證據陸續出爐，專家們反而都開始思考，直接推薦消費者多吃天然的食物，就身

5
6
7
8

體的保護功能上，可能比捨棄食物而只吃營養補充品更加完備。這些被推薦的天然食物中，絕大多數都是植物性食物：蔬菜、水果、部分豆類和未精製的全穀類。

會有這麼大的轉變，其實是有脈絡可循的。隨著經濟的蓬勃和消長、飲食文化的改變、醫療能力的提升，與資訊的快速傳遞，都讓「食物」和「營養素」在不同的場合裡面，佔有舉足輕重的影響地位。

在二十世紀中期，因為大戰後的蕭條，糧食僅能供果腹，並沒有辦法講求氣氛和享受，但是，民眾罹患癌症的比例也不高。專家們都推論當時主要還是以植物性食物為主，因此對身體的保護作用是較好的，只是沒辦法提出真正直接的證據。反觀二十世紀尾聲，人類壽命因為醫療品質的躍進而延長，老人才有的慢性疾病才有機會一一呈現，其實也正給消費者上了一課，八十歲時的身體狀況，其實都是透過前面七十九年的飲食習慣和生活型態所造就而成的。

依據流行病學的研究統計，現今全世界每年約有七百萬人罹患癌症，透過這樣的醫療訊息，使得部分群眾心生警惕，只要一聽說吃什麼可以防癌，都會想試一試。其實，依照病理和飲食生活習慣的研究統計推論，這些癌症大約有七成是可以事前預防的：吃的正確、適當運動、控制體重和不抽煙。

其中，「吃的正確」和「控制體重」可不就是營養科學的基本教義嗎？

而現在在許多防癌的重要訴求上，植物性化學成分（Phytochemicals）儼然已經成為「第一男主角」或「第一女主角」了。植物性化學成分指的就是在蔬菜、水果、穀類、和豆類中所含有的特殊化合物質，它們的結構和功能都和礦物質與維生素不同，但更肩負了重要的角色：對抗疾病，尤其是「防癌」。在西元1991年起，美國有鑒於因為大量的食肉比例引發多種癌症的衛生問題，開始推廣「5 a Day, Cancer Away!」（天天五蔬果，癌症遠離我！）強調民眾每天必須吃五種蔬菜和水

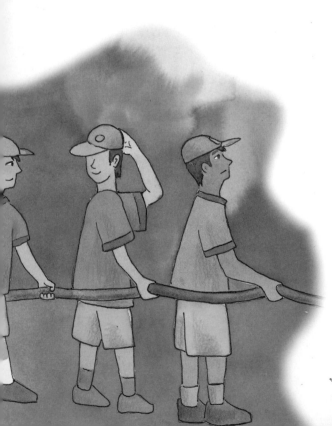

果，就其目前的推廣成效而言，已經明顯的降低了癌症發生率，也降低了癌症致死率。這樣的臨床研究結果，讓醫學專家們更有信心的推廣多吃蔬果的概念，也更想找出到底各種蔬果有什麼「秘密武器」，可以對抗人人聞之色變的癌症。

　　就目前已經知道的研究成果，植物性化學物質對人體的保護作用，可能源自於：提高身體的免疫功能、抑制不正常的血管增生、抗氧化（自由基）作用、植物類雌激素的拮抗作用、誘導細胞趨向良性分化、還有大家熟知的膳食纖維降低了致癌物質對腸道壁的不良影響等。至於哪些食物可以提供這些重要功能呢？絕大部分都是植物類的食物：

## 1. 提高身體的免疫功能

　　這類食物可以使身體免疫系統內的不同角色增高比例或戰鬥力，例如：蕈菇類，靈芝多醣體、香菇多醣體、冬菇素、米糠多醣體、冬蟲夏草、黃耆多醣

體、薏仁、白鳳豆、含硒的食物（包括了玉米、小米、南瓜、大白菜、蘿蔔、韭菜、大蒜、內臟、奶製品與海產類）。

## 2. 抑制不正常的血管增生

這些食物或營養素可以阻斷癌細胞的血流營養供應，讓癌細胞的發育受阻。例如：大蒜、大豆、兒茶素、與鯊魚軟骨等。

## 3. 抗氧化（自由基）作用

自由基在身體內是無所不在的，它本來也可以用來對抗外來物質，但是一旦產生的量過多過快，就可能對正常的組織造成威脅，因此適時適量的補充抗氧化食物和營養素，已經成為新世紀的健康訴求。例如：大蒜、葡萄、茄紅素、兒茶素、深綠色蔬菜、深橘紅色水果（含有維生素A、C、E）、堅果、小麥胚芽、大豆與胚芽油等。

## 4. 植物類雌激素的拮抗作用

研究發現性荷爾蒙對部分癌症有誘發癌細胞發展的可能，例如：乳癌、子宮頸癌等，而大豆中所含有的植物類雌激素，剛好可以讓腦部誤以為體內有足夠濃度的雌激素，而製造出較少量的雌激素，間接的降低了雌激素對細胞誘發癌化的反應。也因為這個原因，專家們都建議婦女可以多採用大豆類的食品，對於更年期前後的婦女保健，有很大的幫忙。

## 5. 誘導細胞趨向良性分化

癌細胞因為細胞分裂與生長的速度過快，超乎正常細胞的速度，因此哪些因素

可以使癌細胞「棄邪從良」，不再分裂和成長，自然而然就可以讓癌細胞的發育受到控制。研究也發現黃豆、茄紅素（lycopene）、胡蘿蔔素、冬蟲夏草和大蒜，都可能扮演了使癌細胞「棄邪從良」的重要影響因素，這些也都是餐桌上可以常常看到的菜色。

## 6. 纖維素

纖維素的介紹在前述的「『醣』和『糖』有什麼不一樣」章節中已經提到，研究學者希望可以利用更好的方法探索，到底是單一纖維素、何種纖維素或是纖維素與胡蘿蔔素或茄紅素的加成作用，對哪一些疾病有具體的防治作用？但是，在尚未有更清楚的結論之前，專家們較普遍建議的是採用整體性的高纖維飲食型態，從全穀類、各式蔬菜、水果、莢豆類和豆類食物中，獲得比較完整的保障。

綜合了這些資訊，如果現在孩子還問您：「為什麼要吃青菜？」爸爸媽媽就不只有「纖維素」一個理由讓孩子多吃蔬菜，爸爸媽媽的心裡面應該可以了解，在面對防癌訴求為導向的二十一世紀，越早讓孩子習慣吃多種蔬果，對他們的健康將更有保障。

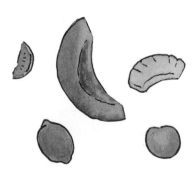

# 如何讓小寶貝喜歡青菜

　　學齡期的孩子不喜歡吃青菜，大多數都是源自於幼兒期的不良經驗，在傳統觀念中，長輩又往往覺得大魚大肉才夠營養，更容易把蔬菜定位到次要的角色，讓孩子不知不覺中養成少吃青菜也沒有關係的錯誤觀念。其實，蔬菜的顏色豐富，可以運用它們的色彩變化、和口味上的搭配，想辦法讓孩子吃到應該有的份量。大多數的孩子對葉菜類的蔬菜較有興趣，例如：空心菜、地瓜葉、菠菜、青江菜、小白菜……等，葉部因為纖維較軟，較容易咀嚼，因此接受度上較高。其次是稍有甜味的菜色，例如：綠豆芽、甜豌豆、玉米筍、紅蘿蔔、高麗菜……等，因為咀嚼後有甜味，而且有些成細絲狀或可以切成細絲狀，就視覺上較為討喜。一些小朋友可以用手拿取的，例如：青花菜、花椰菜等，也是孩子們比較喜歡的選擇。專家們普遍建議要多吃各種顏色的蔬菜，就是希望可以截長補短，將各種蔬菜中含有的不同優點更加發揚光大，但是，當孩子就是不喜歡吃青菜，也不願意嘗試看看，這時候，家長們只好想出一些變通的方法：

### 法寶1　將蔬菜切細

　　有時候孩子不是真的不吃，只是擔心蔬菜太大口而噎到，因此可以考慮將菜切碎一些，如高麗菜、紅蘿蔔等，再稍微炒軟一些，甜味也比較容易釋出。

### 法寶2　包水餃或做壽司

　　一般的菜肉水餃中的蔬菜比例還不錯，因此家中可以隨時在冷凍庫準備一些，隨時備用。家長也可以考慮用假日較有充裕時間，讓孩子幫忙做壽司：

### 料理一【中式壽司】

**材料：**

蓬萊米或壽司米 ……………………………2杯

白醋或檸檬汁 ………………………………100 c.c.

糖 ………………………………………………半杯

鹽 ………………………………………………1/4小匙

蛋 ………………………………………………3個

壽司用海苔 …………………………………1包

小黃瓜 ………………………………………3-4條

紅蘿蔔 ………………………………………1條

壽司用竹捲

**做法：**

1. 蓬萊米2杯以米和水約1：1.1比例煮熟，煮熟成品不要太濕軟，稍微悶透。

2. 飯加入白醋或檸檬汁100 c.c.（可依口味自行增減），糖半杯，鹽1/4小匙，拌勻，以電風扇微風吹涼。

3. 將蛋打勻入油鍋煎熟，放涼後切約1公分寬的長條。

4. 將紅蘿蔔和小黃瓜切成1公分寬的長條，以滾水燙熟後待涼（稍微燙軟後，在咀嚼時比較不會又被小朋友挑出）。

5. 將壽司竹簾鋪上保鮮膜，放入壽司海苔，將飯鋪平在海苔上，請孩子幫忙將蛋、胡蘿蔔和小黃瓜排好，媽媽再將壽司捲起成型，切成適當大小即可。

6. 如果家中有小包裝的韓式海苔，也可以拿來運用，如果採用韓式海苔，飯的部分不需要再以醋和糖加工，就可直接使用。韓式海苔因為面積較小，可以讓孩子直

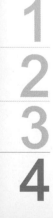

接裹入飯和材料，也很有趣，韓式海苔的結構較怕受潮變形，因此可以包一捲、吃一捲，媽媽只要將飯、蛋、菜「配給」到孩子的盤子中，讓孩子自己操作和吃完，可能會弄得有一些亂，但是只要媽媽願意容忍，也讓孩子學習，應該是會越做越好的。另一個要注意的地方，部分韓式海苔口味較鹹，媽媽選購時記得挑選含鹽分較低的產品，是比較健康的。

## 料理二【西式壽司】
**材料：**

紅蘿蔔 ……………………………半條
小黃瓜 ……………………………3條
蘋果 ………………………………1/4個
全麥土司 …………………………6片
苜蓿芽 ……………………………少許
美乃滋 ……………………………少許
保鮮膜和壽司用竹捲

**做法：**

1. 將胡蘿蔔和小黃瓜切絲後，以滾水川燙熟瀝乾放涼，蘋果去皮切絲，略泡鹽水後瀝乾。

2. 將全麥土司的邊切除。

3. 將保鮮膜鋪平在壽司用竹捲，放妥全麥土司，加入苜蓿芽、胡蘿蔔絲和小黃瓜絲、蘋果絲，加入少許美乃滋以增加風味，捲成壽司捲。捲時稍微用力擠壓一下，較容易定型。定型後將保鮮膜的兩端稍微捲起固定，讓壽司可以定型。

4. 食用前，可將壽司連同保鮮膜斜刀對切，再撥開保鮮膜食用即可。

西式壽司比較適合拿來做為餐間點心，因為蛋白質比例較低，口味也比較清爽，媽媽還可以幫孩子準備一杯牛奶或優酪乳，週末的家裡，也可以有個健康的下午茶。

### 法寶3 讓孩子幫忙洗菜和切菜

有的孩子曾經有不好的經驗，在菜裡吃到小蟲子，就對這種青菜有點排斥，因此可以讓他們幫忙好好把菜洗好，最好是先用大盆子裝水，先將要清洗的青菜放在水中泡約15～20分鐘，一方面可以將附著在葉面上的泥沙軟化，一方面大部分的蟲子都會浮出水面，在倒除這些含有小蟲和泥沙的水後，孩子就可以幫忙了。這時候請他們好好剝開葉片，用水清洗和檢查，孩子可以穿件工作服，不怕將衣服弄濕，再看著媽媽把青菜切好和下鍋烹煮，就可以安心享用自己洗乾淨的菜了。

### 法寶4 讓孩子學做「涼拌菜」

有的孩子很喜歡用手操作，可以請他們幫忙做一些涼拌菜，例如：涼拌竹筍和簡式韓式泡菜。

## 料理三【簡式韓式泡菜】
### 材料：

小黃瓜 …………………………………5-6條

蒜頭 ……………………………………4-5小瓣

魚露 ……………………………………2小匙

糖 …………………………………1.5大匙

韓國辣椒粉 ……………………………0.5～1小匙

**做法：**

1. 將小黃瓜洗乾淨切薄片，加入1～2小匙鹽巴拌匀，靜置約20分鐘，讓小黃瓜中的水分可以釋出。

2. 將蒜頭切碎，置入中型碗中，加入魚露、糖、和辣椒粉，拌匀。剛開始會覺得乾乾的，但不須再加任何水分。

3. 將小黃瓜的水倒除，再以冷開水沖洗，去除鹹味，用手抓取部分小黃瓜擰乾水分，分批去除小黃瓜的含水後，將小黃瓜置入調味料中拌匀，靜置約1小時後，即可食用。

　　因為有加鹽去水的步驟，會讓成品有脆脆甜甜的口感，而且這樣的成品並沒有想像中的辣，如果孩子完全不能吃辣，可以考慮減少辣椒粉用量，只讓辣椒粉提供香味，或改製成台式泡菜，將辣椒粉換成檸檬汁（約用2個檸檬），再把魚露的份量減半，也是不錯的選擇。一般孩子對小黃瓜用炒的口感並不太能接受，但如果讓他們手洗乾淨後幫忙攪一攪調味料，擰一擰小黃瓜，會很有成就感呢！魚露在一般大型百貨公司的超級市場可以選購得到，每次用量很少，因此開封後要記得放到冰箱冷藏，以保持產品的風味和安全。

### 法寶5 和肉一起煮食

　　如果孩子已經是「肉食主義」者了，媽媽最好在每道菜中都加入青菜，不宜再烹煮只含有肉的菜色，可以將肉絲或薄肉片加入菠菜、芹菜、芥蘭、敏豆、洋蔥、青花菜、甚至新鮮香菇、金針菇等蕈菇類拌炒，剛開始時也許蔬菜比例不用多，讓

他漸漸習慣有肉就有菜，再慢慢添加到菜和肉的比例約1：1左右，如此一來，孩子們也許仍然不喜歡某一些青菜，但是排斥的程度會稍微降低。另外值得注意的是，這樣的烹調建議只針對肉類的菜色，餐桌上仍應該保留至少一道只有青菜的菜色，才是比較健康的安排。

### 法寶6 利用蔬菜煮湯

有些蔬菜很適合熬湯，例如：竹筍、黃豆芽、大頭菜、白蘿蔔、番茄等，這些蔬菜都可以切成適合孩子一口大小的形狀，加入排骨或小魚乾熬煮，煮後的蔬菜很軟也很甜，對於喜歡口感較軟的孩子是一個不錯的選擇。如果因為時間緊迫，可以運用一些可以快煮的蔬菜，例如：金針菇、新鮮香菇切絲、海帶芽，水滾後加入食材，待再次水滾後加入蛋花、蔥末或油蔥酥，稍加調味就可以了，蕈菇類的鮮甜和營養，非常適合一家大小食用。

### 法寶7 在主食類的變化中，加入更多元化的青菜

有時候，媽媽可以用炒米粉、炒麵、湯麵、油飯、炒飯等主食類的變化菜色中，想辦法加入多種青菜，例如炒米粉和炒麵、湯麵中，就可以加入香菇絲、木耳絲、紅蘿蔔絲、高麗菜絲、青蔥段、綠豆芽、韭菜段、芹菜絲、金針菇、新鮮香菇絲、鮑魚菇等，每種原料的份量也許不多，但是多元化的目的可以如期達成；油飯其實也可以加入泡軟的乾香菇、木耳，將材料切細絲後，可以將蔬菜比例略略加高一些，也可以增加孩子攝取的機會，而且會比市面上直接購得的類似產品來得均衡一些，但是要注意的是，泡軟後的香菇在烹煮時很容易吸鹹味，因此調味的輕重，就需要媽媽們多多用心了。另外，傳統認知中炒飯就只用冷凍蔬菜，其實媽媽可以

將高麗菜洗淨後切碎，再切一些紅蘿蔔絲，或者搭配洋蔥末，都是很好的選擇，尤其許多媽媽下班後已經晚了，可以考慮用剩飯和剩菜，調整一下肉和菜的比例，炒個飯搭配蔬菜湯，也是可以偶爾快速解決晚餐的策略之一。但是頻率不要過多，因為除了湯麵外，炒的主食類所用的油量都可能比較多，需要小心注意。

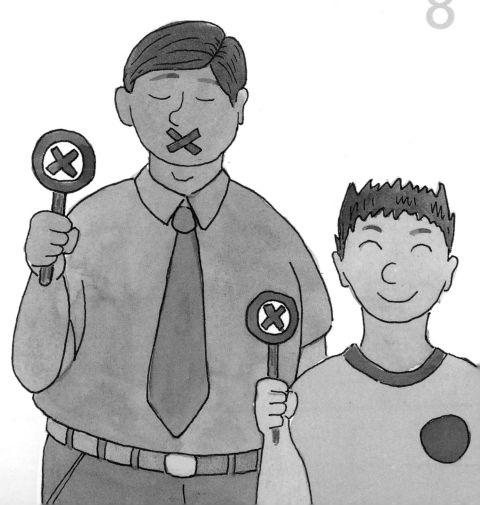

如果可以讓孩子一天內吃4～5種不同顏色的蔬菜，總蔬菜攝取量大約二碗，就可以讓孩子多元化的攝取到不同蔬菜可提供的營養。當孩子原來的蔬菜攝取量並不理想，也不方便一開始就要求他們一定要吃到這麼多，對他們反而會造成更強烈的排斥和反彈，漸進式的慢慢增加，給他們的腸胃道一些緩衝適應的時間。

另外要提醒媽媽的是，如果媽媽是職業婦女，大約一週只買一次蔬菜，要小心依照份量採買，才不會將原本新鮮的蔬菜放到纖維變粗、甚至是菜葉都腐爛了。比較容易腐爛的葉菜類最好在購買後一、兩天內就烹煮完畢，莢豆類約可以放3～4天，高麗菜或大白菜約可冷藏一週，如果是白蘿蔔等地下根的蔬菜，最好買回家後就先將與莖的交接處切除約1公分，可以避免植物體的莖繼續吸取根部的營養，根部就可以保持原有的甜味和比較細緻的纖維口感，這些蔬菜，冷藏保存時，最好都盡量不要碰到水分，將可以降低腐爛變質的風險。當然，所有的蔬菜在採收後越久，所存留的營養會漸漸降低，因此，媽媽們要稍微計算一下家人的蔬菜用量，適時適量的購買，比較健康。

# 蔬果的農藥和有機蔬菜

家長在選購蔬果的時候，往往擔心的就是蔬菜的農藥殘留問題，農藥的本身用意，是為了讓農作物可以藉此避免病蟲害、雜草滋生等危害農作物生長的環境因子，只要農民依照規定使用農藥，農藥在經過噴灑後，應該可以被日光和植物的酵素分解，不至於殘留而造成人體的傷害。但是，不可否認的，仍然可能有少數農

民，為了產品的賣相好，並不遵守相關規定，而在採收前噴灑農藥以避免蟲卵孵化啃食菜葉，如此就有機會導致農藥殘留濃度過高，而危害消費者健康。消費者要有危機意識，多選擇配合節令的蔬菜，因為溫溼度都合適該品種的生長，所需要的農藥就不需要太多，因此要養成吃當季蔬菜的習慣，也不要過度迷信外觀的美麗，如此才可以幫家人避開大部分的風險。芽菜類和蕈菇類的蔬菜，因為栽培方法的因素，比較沒有受到季節和氣候的影響，是一年四季都隨時可搭配選用的好蔬菜。

　　農藥經過噴灑之後，約有45％可以直接到達目標作物上，空氣中的溼度和氧氣都會使部分農藥在一段時間後，產生水解或氧化作用，而讓農藥分解，不至於過量殘留。噴灑的農藥一般以三種方式存留在植物體上：形成乾的薄膜附著在葉面上、滲透進入植物表層的臘質部分而累積在農作物表層，以及經過根和葉的吸收而進入植物體內部。因此，只要使用正確的方法，盡量去除直接接觸農藥的表層，例如果皮，大部分的農藥也可隨之除去，透過正確的洗滌方式，大約可以去除九成的農藥殘留。

　　最好清洗蔬菜的方法，就是用水，不須加鹽浸泡，因為鹽還有可能會和農藥產生共價結合而導致更緊密的附著在葉面上，反而更難沖洗去除；有些清潔劑也標榜可以洗淨農藥，但是如果沒有再以大量清水沖洗，反而是造成了清潔劑殘留的問題。可以在青菜外觀都還沒有受傷的前提下，先浸泡10～15分鐘，在軟化沙土和去除殘留的菜蟲或蝸牛後再進行沖洗，比較不容易傷害葉面，也就不容易流失營養素。例如小白菜、菠菜、青江菜和油菜等葉菜類，農藥容易堆積在葉片基部，可以先切除約1公分長，再一葉一葉撥開泡水10分鐘後沖洗乾淨；甘藍菜、包心白菜等大型葉菜類，因為採收時，菜農已經將外圍農藥含量較多的葉片去除，可以直接將葉片一片一片撥開，用大量的水浸泡約10～15分鐘，再以清水沖洗兩次；十字花

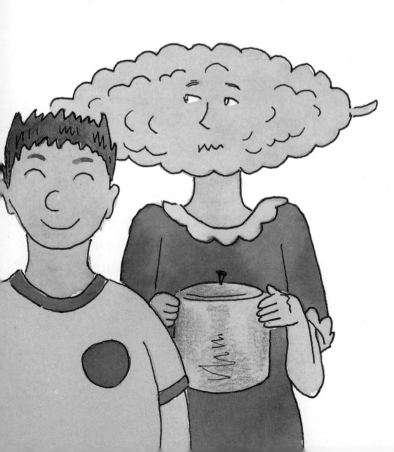

科的花椰菜和青花菜,可以先切成需要烹煮的大小,再浸泡沖洗;莢豆類蔬菜的敏豆或豌豆,可以先將頭尾較硬的蒂頭去除後,再泡水10分鐘,用手搓除表面的泥沙和農藥;對於小黃瓜等表面稍有不平的蔬菜,可以用軟毛刷或絲瓜絡製成的菜瓜布,浸泡清水10分鐘後輕輕刷洗;青椒或顏色豐富的彩椒因為果蒂較深,比較容易在凹陷處堆積農藥,因此必須先切除果蒂後再清洗比較安全;至於各種水果,例如:葡萄、草莓、櫻桃、玫瑰桃、李子、棗子等,都可以先行以清水浸泡15分鐘,再用大量清水沖洗;可以去皮的蘋果、水梨也稍稍浸泡沖水後去皮。只要使用正確的清洗方法,就不用戰戰兢兢的擔心是否會吃到過量的農藥了。

5
6
7
8

有機耕種

　　有鑑於肥料和農藥的不當使用，市場上吹起蔬菜的「復古風」：有機耕種。有機耕種標榜了用天然堆肥，不使用農藥來栽育蔬菜，但是，因為沒有農藥對環境因子的稍加控制，而多採用人工除草，相對的人工成本將大大提高，售價也相對增高。另一個考量因素是「硝酸鹽」， 硝酸鹽的基本元素是「氮」，氮本來就是土壤中可供植物吸收的重要營養元素，所以化學肥料也以氮肥為主，含有氮的有機肥料或化學肥料都會先在土壤內分解氧化成硝酸根離子（$NO_3^-$），就是一般人認知中的「硝酸鹽」。植物由根部吸收硝酸鹽後，透過根或葉的酵素作用還原成銨離子（$NH_4^+$），再與光合作用的產物合成植物體內的胺基酸，經過合成蛋白質後，形成植物體的架構和各種重要的酵素，以提供蔬菜葉部的生長所需。因此，供應充足的氮肥被根部吸收後，需要透過足量的照光讓葉片可以進行完整的光合作用，否則將導致植物體內出現過量「硝酸鹽」的堆積，所以一般而言，網室栽培或溫室栽培的蔬菜，也許有效控制了病蟲害而降低了農藥使用量，但是因為照光程度較低，也會容易比露天田地裡的蔬菜含有較多量的硝酸鹽。如果將蔬菜醃製，它的硝酸鹽濃度將更高，曾經有研究發現，日本罹患的高比例胃癌，懷疑就是長期食用大量含有硝酸鹽的食物所導致。

　　真正有機的蔬菜，指的是從「土地」開始經營，土地要有充分的休息，再加上適當的堆肥，讓土壤中的細菌和微生物可以充分繁殖，維持良性的土壤生態，只是，目前土壤受到水源污染而導致酸化問題嚴重，要在農地裡看到蚯蚓，都已經是天方夜譚了，更不必討論到是不是真的可以做到維護土壤生態的功能。也因為土質惡化的速度，遠快於土質恢復的速度，要找到一群有心、有使命感、有遠見的農民，也同時需要一群願意與農民互信的消費者，才可以慢慢將產銷制度建立起來，

也才可以真正享用到「正牌」的有機蔬菜。

　　有機蔬菜的認證，目前也是令消費者和農民感到頭痛的問題，因為認證過程繁複，定義錯綜複雜，又有不同的單位負責推廣，光是認證的標誌都讓消費者不知道該相信哪一個，也讓農民不知道該向哪個單位提出長期的監督申請。因此，在產銷管理的漏洞下，又出現了不肖的農民，以非採用有機栽種的蔬菜，包著「有機蔬菜」的包裝，藉此提高產品售價，也讓消費者花了大錢吃進農藥。

　　有機產品另一個可能造成問題的地方是「生吃」的習慣，許多人買了自以為是真的有機產品，覺得它沒有農藥污染，因此洗一洗就可以輕鬆下肚，其實，如果有機栽種的堆肥原料是採用動物的排泄物，排泄物當中自然而然就會含有相當大量的「沙門氏菌」、「大腸桿菌」等危及人類性命的細菌，如果沒有透過完全加熱殺菌，其實是有可能因為誤食而危及生命的。另外，蔬菜也是部分其他生物的食物，像是蝸牛，就以食用菜葉維生，蝸牛的分泌黏液中可能會攜帶了「廣東蛀血吸蟲」，在蝸牛爬行途中附著在葉面上，如果蔬菜沒有煮熟，這些寄生蟲也就大大方方進駐人體體內，造成肝臟的慢性病變。

　　其實，蔬菜的烹煮有其必要性，除了可以將菜葉上的殘留細菌或寄生蟲滅除，透過烹煮的過程，可以去除沖洗過程中尚未去除的殘餘農藥，也同時軟化蔬菜的植物細胞壁，讓咀嚼更方便順口，另外，許多蔬菜含有脂溶性的維生素，例如：紅蘿蔔中的β-胡蘿蔔素，就其化學結構而言，加一點油烹煮，可以讓β-胡蘿蔔素更容易被人體的小腸吸收運用。這些因素不論對成長中的孩子或成人而言，都是不可或缺的考量要點，對健康也可以多一些基本保障。

1
2
3
4

新世紀的營養保健觀點

　　如果以「有機飲食」的訴求為基準，其實可以依循一些原則執行：

1. **盡量選擇來源可靠的有機蔬菜**：即使認證與產銷管道仍然處於混亂階段，但是消費者還是可以細心比較找到可靠的菜源，當然價格因素也是考量點之一，一切前提都必須在家裡經濟狀況允許下，才不至於造成家人的困擾。

2. **飲食或烹調中，盡量「少油」、「少糖」、「少鹽」**：其實真的有機蔬菜原味很甜，烹煮時大可不必費盡心力加油添醋，稍微水炒或水煮，加一些鹽調味，就可以帶出蔬菜的甜味，對蔬菜挑嘴的孩子，可能可以改變一下原有的蔬菜印象。

3. **飲食習慣中，趨向選擇不加工的食材**：適當改用全麥麵條、全麥麵包，每週吃一到二次糙米飯或糙米粥，並以黑糖取代白糖，不要太依賴過度加工的食品，也還給身體一個清爽的空間。

　　較正確的有機精神，是將飲食口味輕淡化、食物材料原始化，多方位攝取不同的食材，但是，絕對不要單純相信吃有機飲食就可以治病，治療病症的過程本來就繁複，單一認定純有機飲食可以發揮功能，可能不夠客觀。倒可以把有機飲食的精神向前延伸，透過較正確的飲食觀念，也剛好符合了現階段各國研究專家的飲食建議，對身體的保健和一些疾病的預防，都應該有更積極的保護效果。

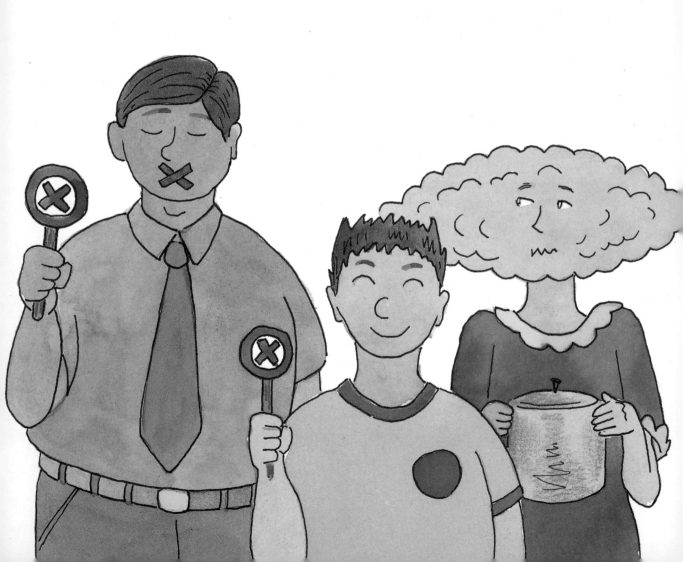

5
6
7
8

# 故事列車：交不到朋友的小齊

　　小齊的身上總是有一股怪味道，一年四季都有，夏天時尤其可怕，班上的小朋友都很怕被安排和他坐在一起，上完體育課的運動衣，味道好像鹹酸菜一般，媽媽還得為他再準備一件乾淨的內衣和運動服放在書包裡，否則撐到放學，連小齊自己都受不了。換下的濕衣服可不能放在書包裡，還得另外用塑膠袋裝好，否則書包裡的書和文具，都得一起去曬太陽散去味道。

　　他每天都有洗澡和洗頭，甚至泡澡，但不知道為什麼，始終沒有辦法去除身上的怪味道。

　　小齊還有一個煩惱，就是上「大號」，有時候連續三天都不想上大號，即使肚子已經脹脹的了，坐在馬桶上好久好久，才很辛苦的大一些些，大便又臭又硬，顏色也黑黑的，「有大總比沒大好。」小齊總是這樣安慰自己。

　　吃飯的時間到了，小齊喜歡吃很多肉，但是青菜就很挑剔了，太多莖的葉菜類，不吃；太硬的，不吃；有怪味道的，不吃；吃起來嘴巴會刺刺的，不吃；形狀太細長的，怕噎到，也不吃，讓媽媽非常苦惱。小齊的爸爸對青菜也很挑剔，有一天，媽媽煮了苦瓜排骨小魚乾湯，聞起來很甘甜，但是小齊爸爸連喝都還沒喝一口，就對媽媽說：「我不吃苦瓜。」小齊看到爸爸竟然可以不吃苦瓜，也告訴媽媽：「我不想吃苦瓜。」害媽媽只好看著一鍋辛苦煮的苦瓜湯發呆。

　　有一天早上起床後，小齊去廁所小便，小便的顏色好深好黃，而且有好多泡泡，小齊忘了沖馬桶，當媽媽進浴室洗手時，發現小齊的尿尿有很重的味道，心裡有點擔心，便提醒小齊：「小齊啊，今天在學校要多喝水喔！小便顏色才不會那麼深，要記得嘁！」

　　到了學校，今天的體育課要進行拔河練習，老師雖然排好了體育隊形，但是沒有人想靠近小齊排好，有一些調皮的同學，還私底下說：「小齊臭臭的，我怕站他旁邊會暈倒。」小齊聽到了同學們的談話，很傷心的說：「你們為什麼都說我臭？我每天都有認真洗澡耶！」班長看到小奇和同學的紛爭，在體育課下課後回到教室報告老師。

　　老師一直知道班上的同學很抗拒小齊，也發現小齊在學校用營養午餐時，拿的菜色總是肉比菜多很多，心裡想著，該怎麼和小齊媽媽商量，幫小齊改善用餐習慣和人際關係。

　　這天晚上，老師打電話給小齊媽媽，正在問小齊在家用餐的狀況時，電話那頭傳來小齊大哭的聲音，「媽媽，我擦屁屁的時候流血啦！趕快來救我！」原來是小齊的大便真的太硬了，也累積得太久了，為了用力擠出來，把肛門稍微擠流血了。媽媽這時候才覺得怎麼這麼嚴重，是真的得要求小齊多吃些蔬菜和水果了。

## 給小朋友的話

　　小朋友，不知道你每天吃了多少青菜？是不是也像小齊一樣東挑西選，找一堆理由不吃蔬菜？我們的腸子裡每天都有可能由食物中吃進一些對身體不好的物質，這時候需要吃足夠的蔬果，以提供很充分的纖維質當作腸道中的掃把，將這些有害物質清掃乾淨，這樣身體才不容易生病。故事中的小齊因為挑食，只喜歡吃肉，不喜歡吃青菜，所以身體流出的汗會比較臭，雖然每天都有洗澡和洗頭髮，但是只要一流汗，汗水的臭味讓他交不到朋友，小齊一點都不知道原來就是自己的偏食造成的。那麼小朋友該吃的蔬果和肉的比例該怎麼算呢？每個小朋友每一天都應該吃兩

碗青菜、兩個水果和大約一個小朋友手掌大的肉就夠了，而且每天都要注意選擇各種顏色的蔬菜和水果，才可以吃到各種蔬果中好的營養素，同時腸子裡也會有足夠的「纖維素掃把」，幫自己的腸子清得乾乾淨淨，不用再怕大便時，再怎麼用力都大不出來的問題了。

　　為什麼小齊的肛門會流血呢？小齊因為沒有每天大便，大腸裡的細胞會將大便中的水分一直慢慢的吸收，腸道中的糞便就會變得又乾又硬。肛門的結構是一個可以控制鬆緊的「擴約肌」，如果因為忍便、糞便很乾很硬等問題，會讓肛門附近部分的微血管，因為糞便用力通過的擠壓壓力而出血，這也是小齊在擦屁屁時所發生的狀況。必須要注意的是，糞便通過的地方如果又有小傷口的發生，是不是會讓帶有細菌的糞便污染了傷口？只要小朋友們每天都可以吃到兩碗青菜、兩個水果和適量的肉，這種問題就不會發生囉！

## 給爸爸媽媽的話

　　這個故事中的場景，相信曾經發生在好多家庭中。許多孩子真的對青菜的接受度不高，總是找許多理由東挑西撿，只求可以少吃一口菜，像故事中的小齊就想盡辦法竭盡所能，努力找出蔬菜的「問題」，其實爸爸媽媽可以就這些「問題」加以克服，以增加孩子吃蔬菜的意願：

1. **太多莖的葉菜類**：可以試著將莖的部分切細（短）一些，烹煮的時候，莖的部分先下鍋，稍微炒軟後再放葉的部分，這樣可以使莖的口感軟硬程度更接近葉的部分。有時候是部份的莖有硬皮，如果稍微去除硬皮再切細後，也可以改善口感，例如：芥蘭菜。

2. **質地太硬的**：例如竹筍、茭白筍、美國芹菜、莢豆類等，因為提供的膳食纖維口感較粗，可以考慮利用切細絲的方式，稍微煮軟一些；竹筍也可以切成滾刀狀，剛好符合小朋友的半口大小，做成涼拌或煮湯放涼，甘甜的口味也是可以吸引孩子的。莢豆類清炒時其實很脆很甜，但是就是有小朋友不喜歡脆脆口感的蔬菜，所以媽媽可以考量小朋友最喜歡的軟硬程度，再決定要幫孩子把這些莢豆類食材烹煮到多軟的程度，不需要要求他一定要吃像大人一般的口感，或許可以增加孩子食用的意願。

3. **有怪味道的**：像苦瓜、芫荽、韭菜、韭黃、洋蔥等，這些蔬菜因為味道濃烈，常常是許多孩子的「拒絕往來菜」，韭菜和韭黃可以考慮包餃子時切碎加入，也可以在炒麵或炒米粉時切細加入，稍微切細一些，菜會黏附在麵或米粉上，比較不容易挑出；洋蔥切碎或切細絲炒軟後可以增加甜味，一旦炒軟後，原有的辛辣味也會消失不見，所以切絲洋蔥可以用來拌炒肉絲，或用切碎的洋蔥做咖哩醬的材料之一；至於苦瓜，如果經過溝通後，孩子還是不願接受，那麼也不要過度強迫，免得孩子的反彈情緒又影響了他對其他蔬菜的選擇意願。

4. **吃起來舌頭和嘴巴會刺刺的**：因為這類菜含有「草酸」所導致，這時只要先用熱水川燙過切好的青菜，就可以將大部分的草酸溶入熱水中，接著再入熱鍋拌炒調味，或者直接加入蠔油膏拌勻，就可以避免嘴巴裡的怪異感覺了。例如：菠菜。

5. **形狀太細長的**：有一些蕈菇類口感較柔滑，如果小朋友誤以為這樣就不用咀嚼，一口就吞下，反而可能因為太大口而噎著，而造成不好的印象，例如：金針菇、新鮮香菇、杏鮑菇、鴻禧菇……等，這些菇類因為富含了

「黏多醣體」，對增加免疫力功能上，是很好的食物選擇，因此，只要家長用點心，可以將這些蕈菇類食材再切碎一些，不至於過分細長，也許小朋友夾取的能力不太好，但可用湯匙輔助食用，也多提醒孩子要多咀嚼幾下，一方面可以感受到菇類食物的甘甜，一方面也可以避免噎到的困擾與危險。除了「黏多醣體」的優點外，蕈菇類的膳食纖維含量相當高，對膳食纖維明顯不夠的人可以多加食用。另外值得一提的是，這些蕈菇類也很適合烹煮麵食的時候加入，對湯麵的風味也有加分的效果呢！

爸爸媽媽一定想問，為什麼多吃肉會讓汗水變酸酸臭臭的？食物真的影響那麼大嗎？答案是肯定的，身體對所吃進去食物的消化過程，其實有一點類似化學反應的燃燒過程，如果將食物以高溫燒成灰燼，融入適量的水中，再去檢測它的酸鹼值，會發現不同類食物所呈現的酸鹼度截然不同。這樣的過程如果投射在人體的排泄物質，例如汗水和尿液，就不難想像排泄物如何可以反應飲食是否均衡的道理了。一般而言，如果食物中所含的陽離子〈鈉、鉀、鈣、鎂〉比例大於陰離子（磷、硫、氯）比例，例如蔬菜類、大部分的水果類食物和牛奶，就被稱為是鹼性食物；相反的，如果是陰離子比例較高的食物，就被稱為是酸性食物，例如：各種肉品、魚、蛋、各類五穀雜糧等；至於中性食物，則表示含有的陰陽離子比例相當，例如：奶油、瑪其琳、各種蔬菜油等油脂類、咖啡、茶、白糖、蜂蜜等。其中的些許例外是水果類中的蔓越莓、李子、梅子等，因為含有玻尿酸〈hippuric acid〉，所以列屬於酸性食物，部分的研究報告甚至發現，蔓越莓對泌尿道有保護作用呢！

　　另外一個要注意肉和菜的比例的原因，就是對腎臟的保養。已經有臨床研究發現，小朋友如果長期過量食用高蛋白質食物，可能會提早對腎臟組織的上皮細胞造成變性，對過濾各種消化後的廢物排除能力提早退化，而且腎臟的退化過程中，並沒有明顯的自覺症狀可供判斷，因此更難有警覺性。小朋友在沒有服用任何用藥物或營養補充品的前提下，如果發現清晨起床後的第一次小便顏色很黃、味道很重、有許多泡泡，而且泡泡經過3～5分鐘的靜置並沒有消失，就表示吃進去太多的肉、魚、蛋、豆等高蛋白質類食物了，家長們得小心幫孩子們把關，如果出現這些情形，先讓孩子調整一下肉和菜的比例（每天肉三兩、菜兩碗），也提醒孩子多喝白開水，持之以恆，大約幾個星期後，孩子們的排汗和排尿的狀況，應該都會有明顯的不同，那麼類似像故事中小齊的困擾，就會自然而然的解決囉！

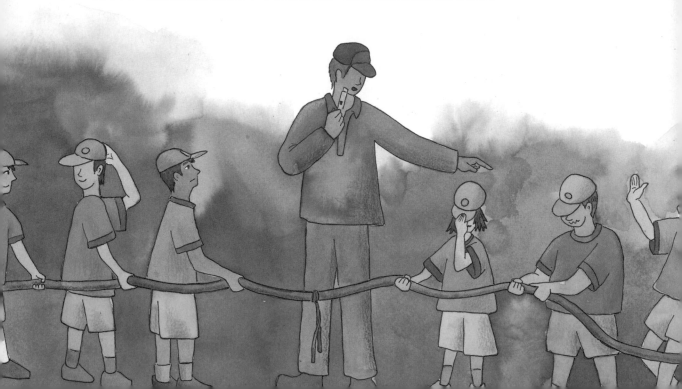

# 我最喜歡吃西瓜

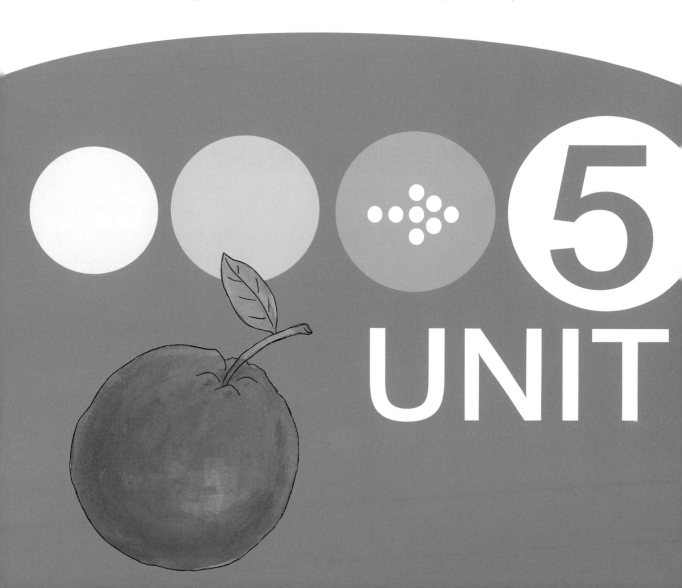

5 UNIT

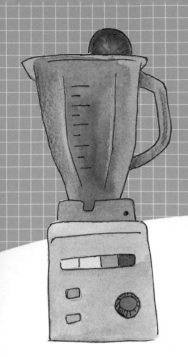

# 我最喜歡吃西瓜

5

## 水果到底有什麼營養

　　西瓜是許多孩子的最愛，孩子們大多喜歡吃簡單、方便、不用剝皮，不會弄得雙手髒兮兮的水果，西瓜又剛好是清涼解渴的，自然而然就成了許多孩子們的第一選擇。

　　可是，令媽媽困擾的是，孩子感冒生病的時候是比較不方便食用西瓜的，否則西瓜的「寒性」，可能會讓孩子的呼吸道症狀更加嚴重。到底什麼是「寒性」呢？依照傳統中醫的建議，食物可以依照它們食用後在身體內的反應，將它們區分成「熱」、「溫」、「平」、「寒」和「涼」等不同的食性。下表就是常見的各種食物，在此依照食性的不同而分類列出，方便媽媽們製備食物時可以參考運用。

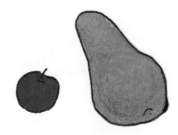

【 表5-1 常見的食物與食物屬性 】

| 食物<br>屬性 | 蔬菜類 | 水果類 | 肉、魚、蛋<br>、豆製品 | 主食類 | 油脂類/其他 |
|---|---|---|---|---|---|
| 寒性 | 蕨菜、紫菜、海帶、瓠瓜、冬瓜、黃瓜、洋菜、茭白筍、苦瓜、空心菜、豆芽 | 柿子、陳皮、西瓜、甜瓜、香蕉、桑椹、柚子、橘子、香瓜、水梨、葡萄柚、椰子、楊桃、芒果、奇異果 | 蟹、田螺、鴨、蛤蜊、蚌、豆鼓 | 荸薺、小麥、蕎麥 | 所有冰品、醬油、白砂糖 |
| 涼性 | 茄子、絲瓜、油菜、菠菜、莧菜、芹菜、蘑菇、木耳、香菇、金針菇、冬菇、萵苣、小黃瓜、白木耳、蘆筍 | 橙、梨、柑、番茄、蓮霧、甘蔗 | 豆腐 | 小米、綠豆、菱角、蓮藕、大麥、薏仁 | 茶葉 |
| 平性 | 洋蔥、扁豆、豌豆、白菜、百合、橄欖、芥菜、甘藍、牛蒡、大頭菜、黑木耳、茼蒿、花椰菜、包心菜、四季豆 | 李子、葡萄、蘋果、橄欖、枇杷、柳丁、大棗、梅子、無花果、檸檬、木瓜、草莓、鳳梨 | 黃魚、鯧魚、豬肉、豬腎、鵝肉、豬蹄、燕窩、牛奶、海參、鯉魚、鰻魚、鯽魚、魚翅、貝類、烏賊、豆漿、黃豆、海哲皮 | 白米、糙米、芋頭、紅豆、玉米、蓮子、黑豆、甘藷、菱角、芡實、枸杞、豌豆、馬鈴薯、栗子 | 可可、芝麻、黑芝麻、蜂蜜、花生、大豆油、冰糖 |

（續接上頁）

| 食物屬性 | 蔬菜類 | 水果類 | 肉、魚、蛋豆製品 | 主食類 | 油脂類/其他 |
|---|---|---|---|---|---|
| 溫性 | 油菜、韭菜、刀豆、生薑、芥菜、香菜、大蒜（熟）、蔥、胡蘿蔔、茴香 | 杏子、櫻桃、番石榴、烏梅、桃子、龍眼肉、山楂、荔枝、金桔 | 牛肉、雞肉、鹿肉、鱔魚、羊奶、豬肝、豬肚、火腿、鵝蛋、蝦、淡菜 | 高粱、糯米、南瓜 | 花生油、薄醋、咖啡、巧克力、紅糖、麥芽糖、沙茶醬 |
| 熱性 | 肉桂、辣椒、花椒、生蒜、芥末、胡椒、乾薑 | 龍眼乾、榴槤 | 鱒魚、羊肉、任何燻炸燒烤食物、麻油雞、薑母鴨、羊肉爐、十全大補湯、四物湯 | | 核桃、咖哩、酒 |

　　有些食材在分類上會依照不同中醫師的建議，而有所不同，但這些不同也只是在「寒」和「涼」，或者是「溫」和「熱」間稍有變異，例如蘋果，有些中醫師認為屬於平性，有些中醫師覺得應該偏涼，會有這些不同的見解，主要是因為這樣的食物分類，到目前為止還很難以實際科學的證據去做很精準的歸類，但是，認識自己的身體狀況和了解自己可以吃的食物，對身體的基本保健，還是有其必要性的。

　　其實，媽媽們在烹煮食物的時候，多少也運用了一些「食性平衡」的概念和技巧，只是因為已經習慣了，並沒有刻意去思考為什麼要這麼做，例如：大部分家庭在炒青菜時，都會切一些大蒜片或薑絲先爆香，如同表中所列出的，許多蔬菜都屬

涼性，稍加運用了熱性的大蒜或薑，就可以平衡這道菜色可供應的食性了。另外，家長們也都知道如果夏天很熱的時候，可以喝一碗涼涼的綠豆湯，就可以「清涼退火」，正是運用了老祖宗的智慧，以食物來幫助身體達到比較好的平衡。

　　大致上來說，所有歸屬於平性的食物，都可以隨時食用，但是如果當身體開始出現不平衡，就得小心選擇「溫」、「熱」、「寒」和「涼」的食物。尤其如果孩子是個過敏寶寶，常常出現上呼吸道的症狀，對於寒涼類的食物，其實需要小心的避免，例如：西瓜、橘子、香瓜、芒果……等水果，都是香甜多汁，很容易讓孩子一口接一口，吃個不停，而這些水果的寒性，也往往造成孩子呼吸道的痰增加、咳得更嚴重，有的甚至會在睡覺時咳個不停，讓已經不舒服的孩子根本沒辦法好好休息。另外，所有冰涼的飲料在生病的時候也要完全避免，這些冰冷的食物會讓呼吸道緊縮，更不利於痰的咳出，也會延長復原的時間。這時候，就盡量多選平性的水果，例如：李子、葡萄、蘋果、枇杷、柳丁、木瓜、草莓和鳳梨，或者是溫性的水果：櫻桃、番石榴、桃子、龍眼、山楂、荔枝和金桔。面對學齡期的孩子身體保養，家長應該相信孩子們有能力學習如何照顧自己的身體，因此，平日就可以和他討論生病的時候不方便吃些什麼食物，家長也可以配合一下，在孩子生病時全家人都陪他不吃一些寒涼性的食物，這點對孩子的心理平衡是很重要的。

　　除了食材本身原有的食性因素，烹調的方法也會改變食物的食性，例如油炸的過程，就會將食性由涼轉熱，常吃油炸的食物，對於過敏體質的孩子也不適宜，不僅會增加肝臟的負擔，同時對於上呼吸道的症狀也可能惡化，讓喉嚨的發炎症狀更嚴重，因此，除了熱量的單一考量之外，還要聽一聽身體對食物的本能反應，才可以達到身體的平衡。

# 怎麼做水果份量的建議

　　水果因為含水量的不同，在重量與營養密度上，比較難以歸類，尤其是針對學齡期的孩子們，要他們很清楚的知道每天要吃到多少水果才夠，執行上需要一些技巧，首先可以先從「種類」做建議，每天必須至少吃兩種水果，就營養素的豐富性上，才是比較健康的。

　　其次是「量」的建議，可以用孩子的小手為比較值，如果水果的體積大約是孩子的拳頭大小時，一個水果就大約是一份，例如：奇異果、小型蘋果、橘子、柳丁、桃子、加州李等。如果水果體積比孩子的拳頭還小時，就得依照相對大小比來建議，相反的，對於體積更大的水果，可以考慮用切好後的體積，大約是半碗飯碗的份量，也相當於是一份。

| 水果體積描述 | 範例建議 |
|---|---|
| 水果大小相當於孩子的小手拳頭 | 一份水果 = 1個小青龍蘋果<br>= 1個奇異果<br>= 1個香吉士<br>= 1個柳丁<br>= 1個柑橘<br>= 1個海梨<br>= 1個西洋梨<br>= 1個世紀梨<br>= 1個加州李<br>= 1個水蜜桃<br>= 1個加州玫瑰桃<br>= 1根小型香蕉 |

5
6
7
8

| 水果體積描述 | 範例建議 |
|---|---|
| 水果大小比爸爸的小手拳頭還小 | 一份水果 = 2個中型蓮霧 |
| | = 2個棗子 |
| | = 2個百香果 |
| | = 5個山竹 |
| | = 6顆枇杷 |
| | = 8個櫻桃 |
| | = 8個荔枝 |
| | = 10顆草莓 |
| | = 10 ~ 13顆葡萄 |
| | = 1湯匙葡萄乾 |
| | = 12個龍眼 |
| | = 20 顆聖女番茄 |
| 水果體積相當或稍大於爸爸的拳頭大小 | 一份水果 = 1/2個楊桃 |
| | = 1/2 個木瓜 |
| | = 1/2 根大型香蕉 |
| | = 1/2 個葡萄柚 |
| | = 1/2 個釋迦 |
| | = 2/3 個美濃香瓜 |
| | = 1/3 個鳳梨釋迦 |
| | = 1/3 個泰國芭樂 |
| | = 1/4 個芒果 |
| | = 1/4 個哈密瓜 |
| | = 3小瓣柚子 |
| 水果體積遠大於爸爸的拳頭大小 | 一份水果 = 1/10個西瓜 |
| | = 1片鳳梨 |

　　大型或必須去皮的水果，媽媽通常都會切丁或切片，以方便家人食用，而孩子的用量，大約半碗飯碗的份量，也就相當於一份水果的份量。許多家長都覺得，孩子如果不喜歡吃青菜，可以多用水果類做替補蔬菜的角色，如果以維生素、礦物質或植物性化學物質等角色來談，不同種的蔬果在營養素的分布都會不同，應該鼓勵孩子都要攝取；如果以熱量的角度來討論，每一份蔬菜（約一碗或一碟）在不含油脂的前提下，約提供了25大卡的熱量，而每一份水果可以提供60大卡的熱量，吃水果如果遇到孩子喜歡吃的項目，孩子也不用招呼，很容易就吃了許多份，有時媽媽還是必須考量一下營養素平衡和熱量攝取的適當性。

# 乾燥水果

　　乾燥水果也算是水果類的一種，只是脫去水分，以延長保存的時間。一般而言，乾果類的營養比例當然不能和新鮮水果相提並論，但是倒是可以考慮常備在家裡冰箱冷藏，當孩子肚子餓的時候，可以稍微應急一下，也可以利用葡萄乾加到自製的麵包中，增加麵包的風味和些許營養。

　　如果將新鮮水果和水果乾相比較，就其營養結構上還是有一些不同的。這裡所採用的比較基準，以提供相當於一份的水果份量為建議，熱量約為60大卡，再比較新鮮水果與水果乾的各種差異。普遍而言，一般民眾所在意的維生素C，都會因乾燥的步驟而降低許多，因此吃乾果類可以攝取的維生素C可能不如預期。葡萄乾就幼兒和學齡期的孩子而言，是很好的膳食纖維補充品，挑選的時候，不要選擇又經過過度調味的，太甜或太鹹都將影響孩子的口慾習慣。

【 表5-2 新鮮水果與乾燥水果的營養比較 】

| 水果 | 份量 | 重量 (公克) | 水分 (公克) | 蛋白質 (公克) | 脂肪 (公克) | 醣類 (公克) | 纖維膳食 (公克) | 維生素C (毫克) | 鈣 (毫克) | 鐵 (毫克) |
|------|------|------|------|------|------|------|------|------|------|------|
| 加州葡萄 | 10顆 | 100 | 83.2 | 0.4 | 0.7 | 15.3 | 0.5 | 5 | 4 | 0.3 |
| 葡萄乾 | 1大匙 | 20 | 2.9 | 0.6 | 0.2 | 15.7 | 1.2 | 0.1 | 10.9 | 0.3 |
| 楊桃 | 3/4個 | 171 | 154.3 | 1.4 | 0.3 | 14.7 | 1.9 | 44.6 | 171.4 | 0.3 |
| 楊桃乾 | 2片 | 19 | 2.6 | 0.2 | 0.0 | 16.3 | 0.4 | 0.1 | 80.6 | 0.4 |
| 龍眼肉 | 13顆 | 82 | 65.8 | 1.1 | 0.7 | 13.9 | 0.9 | 72.3 | 4.1 | 0.2 |
| 龍眼乾 | 1大匙 | 22 | 4.2 | 1.1 | 0.3 | 15.0 | 0.5 | 0.1 | 15.8 | 0.3 |

資料來源：台灣地區食品營養成分資料庫，食品工業發展研究所編印，1997年6月。

　　蜜餞不算是水果乾，應該被列為只有空熱量的零食分類，一般的蜜餞為了商品的風味，所添加的各種色素、甜味劑、防腐劑、安定劑都偏高，如果購買的是包裝食品，還可以從包裝的說明上略知吃進了哪些食品添加物，但是蜜餞往往是路邊攤的零賣主角，消費者一般關心的是口味好不好吃，價位貴不貴，可能會覺得吃的量又不多，應該不至於影響健康。但是，對學齡期的孩子而言，越小建立他們選擇正確食物的能力，越可以保障他們的健康，因此，對各種只提供熱量和食品添加物的零食，最好在家裡都不要有出現的機會。

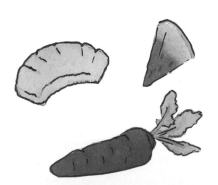

117

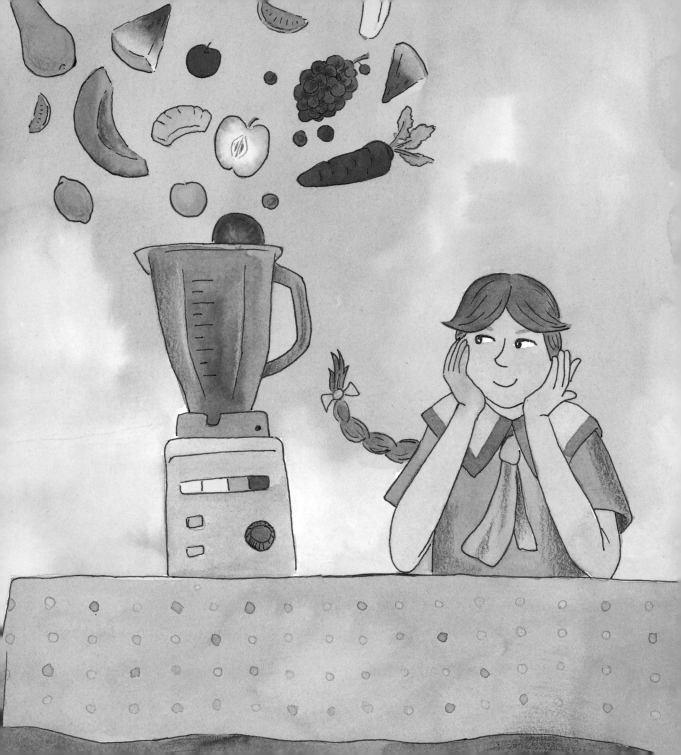

# 故事列車：怕麻煩的小欣

　　小欣是一個做事很小心的小女生，她非常愛乾淨，也常常會自動把自己的書桌、書架、和書包整理得很整潔，所有的玩具也會自動玩完就收回玩具的家，不需要媽媽在後面嘮嘮叨叨才會動手去做。媽媽的朋友們都覺得小欣真的好懂事，一點都不用媽媽傷腦筋。

　　可是，媽媽對小欣卻有一件事非常苦惱，因為小欣每天吃水果時，就是媽媽最傷腦筋的時候，如果媽媽準備了柳丁，小欣就會說：「吃柳丁要剝皮、會弄得手手髒ㄅㄅ，我不喜歡。」如果媽媽切了木瓜，小欣又說：「木瓜軟軟的，吃起來很噁心。」媽媽想，蘋果很有營養，切了蘋果讓小欣吃吃看，小欣卻又說：「我上次吃蘋果後肚子脹脹的，我不想再吃蘋果了。」小欣媽媽每天為了幫小欣準備水果，想到頭都痛了。

　　有一天，小欣很高興的對媽媽說：「媽咪，我有一個好主意喲！你如果把水果做成果汁，我一定馬上喝光光喔！」媽媽想：「水果和果汁應該也差不多，好吧！有吃總比沒吃好。」

　　從那天開始，媽媽每天幫小欣準備果汁，有時候是柳丁汁，有時候是蘋果汁，有時候是木瓜牛奶。小欣喝過許多果汁之後，還會建議媽媽，蘋果汁和哈密瓜汁要加一點蜂蜜、木瓜牛奶要加果糖，就會更好喝囉！媽媽自己喝了比較以後，也覺得小欣的意見不錯，每天就會在不同的果汁裡，加入這些甜甜的糖。

　　從此，小欣家裡不再吃削好皮的水果了，小欣很高興，爸爸卻很擔心。爸爸看到水槽和垃圾桶中多了好多水果渣，總覺得這樣好浪費。

一天早上，小欣可能前一晚吃了不乾淨的東西，一早就因為肚子痛而醒過來，後來還拉肚子，而且一直跑廁所，大便都水水的，媽媽看了有點擔心，說：「小欣啊，要不要媽媽幫你切一些蘋果，吃了以後，可能會好一些喔！」小欣本來有一點猶豫，因為她已經好久好久沒有咬水果了，不知道是什麼感覺？可是看媽媽已經去準備了，媽媽說會有幫忙，自己的肚子又真的好痛，等一下就吃吃看吧！

小欣吃了媽媽削好的蘋果，很慢很慢的咬，覺得好像沒有想像中的難吃，就一連吃了五片。心裡想：「我以前怎麼都不知道蘋果咬起來那麼好吃呢？脆脆甜甜的，真好吃。」

沒想到，下午小欣的肚子好多了，不再常常跑廁所，而且上廁所次數減少，大便也都不再水水的，媽媽覺得放心多了。爸爸說：「小欣啊，吃水果和喝果汁是完全不同的喔！」小欣不太相信爸爸的話，問：「怎麼會呢？而且媽媽一弄好果汁，我就馬上喝完了呀！」「可是你有沒有發現，媽媽弄完果汁之後，旁邊的濾網裡有許多榨果汁剩下的水果渣渣？」爸爸問。小欣接著回答：「我知道，可是那些渣渣都不能吃的呀！」「怎麼會不能吃呢？你今天吃蘋果的時候，把整片蘋果好好咬再吞下去，也同時把渣渣吞下去了，難道你有吐出渣渣嗎？」爸爸追問。小欣想了想，覺得爸爸說的好像有道理，便接著問：「那其他水果的果渣也都可以吃嗎？」爸爸接著說：「當然可以囉！這些果渣都很有營養的，不然你以為你的肚子痛是誰幫的忙呢？就是蘋果的果渣。」

小欣從那天開始，不再需要媽媽幫她榨果汁了，對要剝皮或吐子子的水果，也不會再嫌麻煩了，她現在知道，只要慢慢的咬，每一種水果都越咬越甜，而且，爸爸媽媽也都會稱讚她是一個愛吃水果的小美女呢！

1
2
3
4

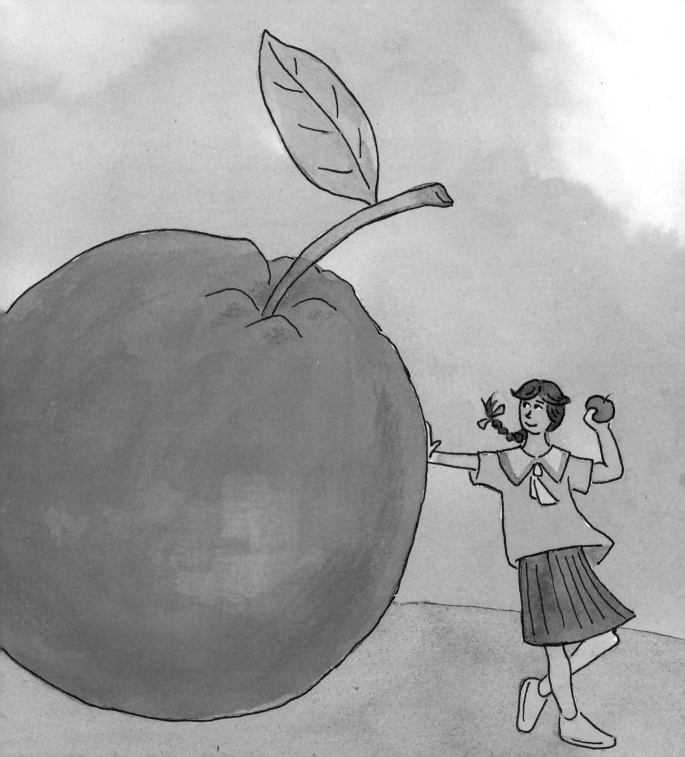

## 給小朋友的話

　　小欣和「果汁果汁我愛你」中的亮亮都是果汁寶寶，不知道你是不是也比較喜歡喝果汁？小朋友一定要記得一件事，越沒有經過很多次加工的食物，食物本身的營養素就越不會受到破壞，對小朋友的健康也就越有幫助喔！不論是亮亮的稀釋果汁，或者是小欣的現榨果汁，所含的營養絕對沒有新鮮水果本身來得棒，所以，聰明的小朋友應該選擇的是「每天兩個新鮮水果」，一定可以讓你神采奕奕，很有精神和活力！

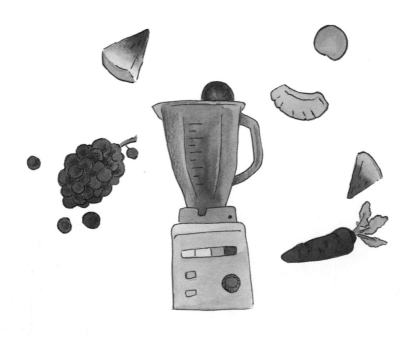

1
2
3
4

# 給爸爸媽媽的話

　　還記得孩子們很小很小剛剛開始學習自己吃東西的樣子嗎？總是把衣服、桌面、桌子底下，到處弄得髒兮兮。有的孩子會不以為意，有的孩子會氣得大哭，因為倒出的比吃到的多很多，這些都是孩子的天性，雖然有時候後天的訓練可以讓他們更熟練自己進食，但是還是有一些孩子比較怕麻煩，不喜歡試著自己剝皮去子，當然，有大部分因素是家長也怕麻煩，如果把水果都先剝皮、去子、甚至打成果汁，可能都比直接給孩子切片水果，然後被他們搞得滿桌滿地還更好清理呢！其實，這的確剝奪了孩子們學習的空間，相對的，也大大限制了孩子生活自理的能力發展。

　　部分水果提供的果膠，是一種水溶性纖維，它因為可以和水相結合，因此腹瀉時，可以將水瀉的程度減緩。小朋友吃的果凍產品，就是典型的果膠反應。與水結合成軟凍狀態，比較不會因孩子的持續水瀉造成脫水，也可以被大腸中的好菌利用，進一步產生有機酸，有效抑制壞細菌的滋生速度。典型的富含果膠水果，就是蘋果、奇異果和水梨。那麼為什麼小欣曾經吃蘋果後產生脹氣不舒服呢？蘋果的確會導致脹氣，尤其有些人的腸胃道對脹氣耐受度不佳，對這類食物會更加排斥，這時就更需要注意吃的量和細嚼慢嚥。

　　部分家庭喜歡將蔬菜水果榨成綜合蔬果汁，為了增加口感，多少會再添加果糖、蜂蜜等甜味劑，如果使用傳統榨汁機，會濾去很多纖維質等好的營養素。如果使用「生機調理機」，標榜可以將所有纖維打細，且不影響口感，但為了克服多種蔬果的青澀味，所添加的甜味劑可能又多了一些。水果所提供的一些水溶性營養素當中，許多都很怕快速攪碎等物理作用，會加速營養素的氧化而失去原有的效用，

所以到底有沒有吃到如預期中的營養素份量，則有待商榷。另一個思考的角度是熱量的負擔，小朋友一天所需的維生素C約由一個柳丁就可以提供，一個柳丁可提供的熱量約60大卡，但如果因為不喜歡直接吃柳丁而選擇柳丁汁，約需要4～5個柳丁才可以榨成200c.c.左右的份量。4～5個柳丁約可以提供熱量240~300大卡，但是它所富含的纖維質會被捨去大部分，它所擁有的維生素C，也可能在壓榨時損失不少，其實就食物本身可提供的效能而言，真的是浪費了，小朋友貪圖方便選用果汁，對於兒童出現高比例的體重過重問題，是無法推究責任的。

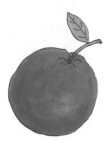

# 油不油，很重要

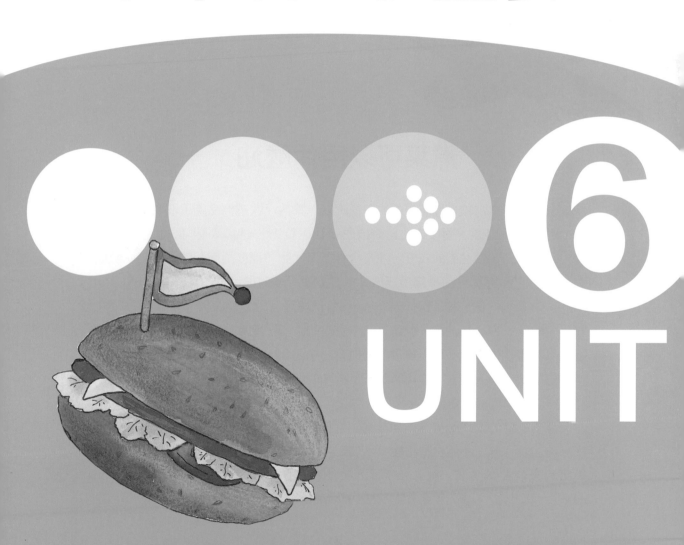

UNIT 6

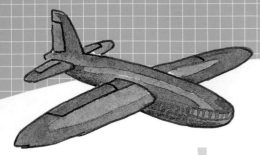

# 油不油，很重要

## 煮菜可以用什麼油？

　　家庭主婦常常被媒體廣告中的各種訴求，讓自己在選擇烹調用油時非常困擾，深怕選錯了食用油，對家人的健康造成不利。首先，要認識不同的油脂有什麼差異，就必須先知道油脂的成分，油脂含有了不同飽和程度的脂肪酸，當脂肪酸的化學結構中的碳鏈都是由單鍵所組成的，就稱為「飽和脂肪酸」（Saturated Fatty Acids，SFA），飽和脂肪酸因為結構上沒有雙鍵，在加熱過程中，對溫度的變化較安定，所以不容易起油煙，但是，已經有實驗證實，飽和脂肪酸容易堆積在血管內壁，引發血管粥樣化，種下日後血管栓塞的惡因，因此，站在保健預防的角度，現階段較不建議吃太多含有飽和脂肪酸量較多的油脂，例如：豬油、動物性奶油、植物性奶油、棕櫚油、雞油等。

　　當脂肪酸的碳鏈結構上出現雙鍵，就稱為不飽和脂肪酸，如果只有一個雙鍵位置，稱之為「單元不飽和脂肪酸」（Mono-unsaturated Fatty Acids，MUFA），如果出現多個雙鍵位置，稱之為「多元不飽和脂肪酸」（Poly-unsaturated Fatty Acids，PUFA），多元不飽和脂肪酸與飽和脂肪酸相比較時，是比較不容易粘黏附

著在血管內壁而導致血管粥狀硬化的，但是，當其雙鍵的位置越多，一旦經過高溫加熱後，雙鍵的位置就是最容易被自由基攻擊的位置，而且會在脂肪酸碳鏈上的雙鍵發生連鎖反應，讓油脂變成高風險的食用因子，誘發致癌或老化的反應。

【 表6-1 各種食用油的脂肪酸含量 】

| 油脂名稱 | 多元不飽和脂肪酸 | 單元不飽和脂肪酸 | 飽和脂肪酸 |
|---|---|---|---|
| 苦茶油 | 7.0% | 82.5% | 10.5% |
| 橄欖油 | 10.9% | 72.8% | 16.3% |
| 芥花油 | 30.7% | 62.7% | 6.7% |
| 清香油 | 18.2% | 56.4% | 25.5% |
| 棕櫚油 | 14.9% | 49.3% | 35.8% |
| 雞油 | 18.2% | 47.3% | 34.5% |
| 豬油 | 16.1% | 45.2% | 38.7% |
| 花生油 | 36.4% | 40.9% | 22.7% |
| 純芝麻油 | 43.8% | 40.6% | 15.6% |
| 植物性奶油 | 7.9% | 35.4% | 56.7% |
| 玉米油 | 59.7% | 26.4% | 13.9% |
| 動物性奶油 | 2.6% | 24.4% | 73.0% |
| 葵花油 | 64.7% | 23.5% | 11.8% |
| 沙拉油 | 60.9% | 23.4% | 15.6% |
| 烤酥油 | 65.2% | 19.7% | 15.2% |

　　其實，要考慮選用什麼油，要先思考自己的烹飪習慣，如果家人老是喜歡吃油炸的食物，相對吃進去油脂的風險也會增高，必須先從烹調的習慣改變起，盡量少用油炸的方法處理食物。如果是為了食材的口感而必須用油炸的處理方式，最好選用飽和度較高的油脂，例如：清香油和棕櫚油，可以避免因為高溫加熱時的化學鍵

結反應，引發自由基連鎖反應，但是必須注意食用的頻率，以降低飽和脂肪酸對身體的負面影響。平常炒菜時，也盡量少放些油，可以選用的建議就是單元不飽和脂肪酸比例較高的油品，例如：橄欖油、苦茶油、芥花油等，而橄欖油的市售單價一般偏高，如此也可以「以價制量」，讓媽媽在加油烹調時，用量會稍微節制一些。

油品的包裝最好是購買玻璃或鐵罐裝的產品，因為塑膠的包裝容易透氣，可能會加速脂肪酸氧化的速度。市面上還有一些讓主婦們烹調時可以方便倒油的容器，有的是塑膠製品，有的是不鏽鋼製品，但都沒有密封，因此，就油品的保存條件上是比較不正確的做法，如果油品長期與空氣中的氧氣接觸，就會提供了油品氧化的機會，最好還是依家中使用量，購買開封後於三個月內可使用完畢的容量包裝，每次使用完後，都將瓶蓋密封關好，是比較安全的做法。也不需要囤積食用油，家中的廚房往往是家裡溫度變化最頻繁的地方，而油脂是最容易受溫度變化而影響性質的產品，因此，放置食用油的地方不宜因為取用的方便，就隨手放在廚房窗檯、或爐火旁，可以避免受到日光直射或爐火加熱時溫度上升而影響品質，最好收置在可避開日光直射的櫃子裡，需要烹調時再取出使用。

當油炸的油使用過後，必須用乾淨的容器盛裝，以乾淨的濾網濾去油脂中的渣質，並盡量在短時間內用畢，最好拿來炒食，不方便再重複油炸使用，以避免重複的高溫加熱讓油脂變質。如何判斷所用的食用油是否已經變質，可以透過油脂的色澤、黏稠度和味道來辨別，如果發現油脂顏色已經變深、倒油時覺得變得比較黏稠，加熱後也比較容易起油煙，甚至打開瓶蓋就聞到濃濃的「油耗味」，就可以認定正在使用的油品已經變質了，這時候最好就要捨棄不用，避免禍從口入，吃進了致癌物質。

5
6
7
8

# 如何避免高脂肪的食物

　　隨著經濟狀況的進步，現代人的飲食內容也有不同的變遷，從粗茶淡飯到大魚大肉，許多人餐桌上肉和魚的比例，遠大於五穀根莖類的比例，又加上許多不正確的減肥宣傳，讓許多民眾覺得只要不吃飯和麵等主食類，就可以簡單的瘦下來，但是，也正是這樣的飲食習慣改變，不知不覺的讓消費者吃進去許多隱藏性的油脂，直接或間接的造就了近十年來，與脂肪攝取量息息相關的多種癌症發生率節節升高的原因。

　　依據流行病學的統計資料，肺癌、乳癌、子宮內膜癌、大腸直腸癌、胰臟癌、膽囊癌和攝護腺癌都和飲食型態有很大的關聯性，許多相關研究都陸續證實，因為飲食型態的偏差，讓身體攝取了大量多餘的熱量和脂肪，造成體重過重，也部分誘發了癌細胞的發展；另外，身體應該攝取的保護性食物：蔬菜和水果，相對的被大魚大肉佔去比例，因此也錯失了藉由食物平衡和調節保護的作用。而烹煮大魚大肉時，一般民眾常常為了口味的豐富性，習慣添加各式調味料，這些額外的調味品多半是含有較高鈉鹽的食材，長期食用下來，對心血管和腎臟也會造成不小的負擔和影響。

　　食物中除了各種常見的食用油、奶油、沙拉醬、沙茶醬等身處於「油脂類」的食物，與外觀上可以明顯分辨得出來的含油食物，例如：雞皮、肥肉、培根、豬蹄膀以外，也常常有機會在不知不覺中吃到許多油脂，例如：全脂牛奶、冰淇淋、奶昔、聖代、乳酪、蛋糕、甜麵包、炸雞、炸薯條、香腸、貢丸、豬大腸、洋芋片、蛋塔、月餅……等，這些常見也常吃的食物，含有不同程度的油脂，往往不知不覺

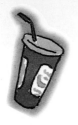

就吞下肚了。有的食物在食用的時候，因為不會產生油膩感，更是容易讓消費者沒有警覺性，一口接著一口，例如孩子們沒辦法抗拒的冰淇淋和聖代，就是最典型的例子。

其實，身體仍然需要適量的脂肪，飲食中的適量脂肪可以幫助脂溶性維生素的吸收與應用，油脂本身也會提供身體需要的必須脂肪酸，而食物很重要的風味因素，也往往透過脂肪來發揮，因此，不需要真的限制到非常嚴謹，只要脂肪所提供的熱量，約佔總熱量的20%～30%，就是最理想的比例。因為每一公克的脂肪可以提供9大卡的熱量，所以大約每1000大卡的熱量中，可以攝取20~30公克的脂肪。如果因為減重的因素，將脂肪限制得過分嚴謹，將可能引起女性生理週期的混亂，也會因為必須脂肪酸的不足，造成皮膚的部分病變。但是，如果是因為器官生理性因素，例如：肝臟或膽囊的疾病，導致無法正常消化一般脂肪，一方面可以應用以椰子油提煉製成的「中鏈三酸甘油酯」，來供應患者的需要，一方面也要補充適量的脂溶性維生素，以維持身體正常的基本運作。

身體消化脂肪的機制需要肝臟所製造合成的膽汁，膽汁在肝臟合成完畢後會運送到膽囊儲存，當身體攝取了含有脂肪的食物，膽囊會調節收縮將膽汁分泌到小腸進行乳化脂肪的功能，小腸內的脂肪水解酵素也會接著進行一系列的脂肪消化動作。有時候孩子會因為病毒或細菌感染，造成急性腸胃炎，從孩子的糞便排泄物可以發現油滴的浮狀物，這時候可以稍稍限制孩子的脂肪攝取量，因為腸道的蠕動速度過快，含有脂肪的食糜還來不及透過小腸腸道慢慢的消化，就「原封不動」的運送到大腸，通過大腸的時候，更容易刺激腸道的蠕動，造成惡性循環，因此首要的工作是補充因為水瀉而喪失的水分，可以用白米或糙米熬煮清粥，補充元氣，但是不建議搭配肉鬆、麵筋等油脂含量高的食物，避免惡化病情。也不要忘記利用富含

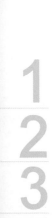

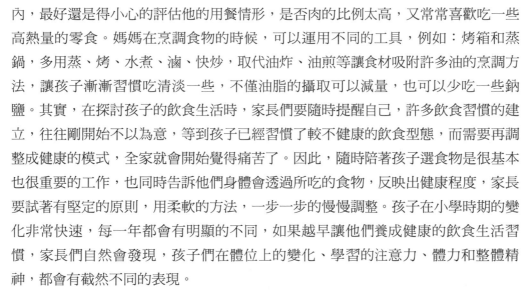

水溶性纖維的蘋果、奇異果、柳丁，藉由所含的果膠幫助吸收水分，一方面有利於糞便成型，另一方面也可以讓大腸細菌分解生成有機酸，藉此抑制腸道內有害菌的過度繁殖。

在以保健的訴求為前提評估下，現今孩子們的實際脂肪攝取量可能都略略大於建議量，有人會覺得可以從體重判斷，但是比較精準的方法是看看血液的品質，如果小朋友的血液中，三酸甘油酯和膽固醇都高，即便體重仍在標準範圍內，最好還是得小心的評估他的用餐情形，是否肉的比例太高，又常常喜歡吃一些高熱量的零食。媽媽在烹調食物的時候，可以運用不同的工具，例如：烤箱和蒸鍋，多用蒸、烤、水煮、滷、快炒，取代油炸、油煎等讓食材吸附許多油的烹調方法，讓孩子漸漸習慣吃清淡一些，不僅油脂的攝取可以減量，也可以少吃一些鈉鹽。其實，在探討孩子的飲食生活時，家長們要隨時提醒自己，許多飲食習慣的建立，往往剛開始不以為意，等到孩子已經習慣了較不健康的飲食型態，而需要再調整成健康的模式，全家就會開始覺得痛苦了。因此，隨時陪著孩子選食物是很基本也很重要的工作，也同時告訴他們身體會透過所吃的食物，反映出健康程度，家長要試著有堅定的原則，用柔軟的方法，一步一步的慢慢調整。孩子在小學時期的變化非常快速，每一年都會有明顯的不同，如果越早讓他們養成健康的飲食生活習慣，家長們自然會發現，孩子們在體位上的變化、學習的注意力、體力和整體精神，都會有截然不同的表現。

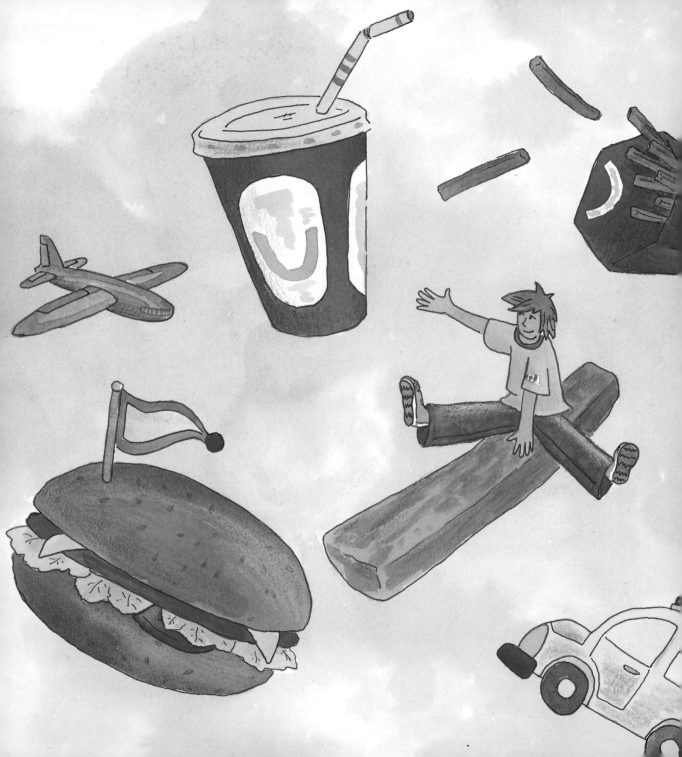

# 故事列車：速食寶寶

元元是個「速食寶寶」，對媽媽平常煮的菜總是興趣缺缺，但是一聽到叔叔或阿姨問：「要不要去吃炸雞和薯條？」元元一定跑第一。

元元喜歡吃炸雞、薯條、薯餅、漢堡和炸雞塊，要是再配上一杯又冰又涼的可樂，還有一個冰淇淋，簡直就是「酷斃了！」家裡更是收集了速食店裡林林總總的兒童餐附贈玩具，元元對每一個玩具都如數家珍，寶貝得不得了，更是不准別人打歪腦筋。

這一天，元元有一點喉嚨痛，阿姨並不知道元元不舒服。阿姨知道元元喜歡吃炸雞和薯條，很熱心地幫元元買了一個兒童餐，而且這次送的玩具是元元最喜歡的小汽車。元元高興極了，一邊對阿姨說謝謝，一邊就馬上開動了。

元元吃炸雞和薯條的速度超級快，和吃家裡一般的飯菜相比，就好像是烏龜和兔子的賽跑速度，完全不能相提並論。不到5分鐘，整個兒童餐已經剩下一點薯條屑屑，元元覺得喉嚨乾乾的，不想吃了，但是還是把又冰又涼的可樂喝個精光。

阿姨看到元元吃得如此神速，還誇他：「下次如果有吃炸雞和薯條比賽，阿姨一定幫你報名。」

吃晚餐的時間到了，元元覺得喉嚨更痛了，他自己已經自動自發喝了不少溫開水，但是，現在覺得喉嚨連吞口水都會痛了。

媽媽發現元元怎麼晚餐吃得好慢，問元元：「下午的炸雞和薯條還沒消化吧？肚子是不是還不餓？」元元說：「媽媽，我喉嚨好痛，吞不下。」媽媽這才嚇一跳，說：「怎麼會這樣呢？喝水時會不會痛？」「會，我覺得喉嚨燙燙的。」元元回答。

　　媽媽接著問：「你在吃炸雞前就喉嚨不舒服了嗎？」元元忍著喉嚨不舒服回答：「是，只是我沒有告訴你。」媽媽有一點生氣的說：「喉嚨痛的時候，不可以吃油炸的東西，現在怎麼辦？只好帶你去看醫生了。」

　　小兒科醫生幫元元檢查了喉嚨，說：「整個喉嚨都腫起來了，有沒有痰啊？」元元搖搖頭說：「沒有，只是喉嚨很不舒服。」「當然囉，喉嚨都發炎了，這幾天吃清淡一些，油炸的東西和冰冷的東西都不能吃喔！否則會拖很久才復元。」醫生伯伯一邊在電腦上輸入病歷資料，一邊對著元元和媽媽說。接著又說：「溫水要記得多喝一些，也要多吃些不冰的水果，少說話，多休息，應該就可以了。」元元點點頭，向醫生伯伯說謝謝，和媽媽一起拿了藥就回家了。

　　回到家裡，元元進了房間，看到下午阿姨買兒童餐送的小汽車，很傷心的想：「生病好以前，我都不能再吃炸雞、薯條和可樂了。」

## 給小朋友的話

　　小朋友，你是不是像元元一樣，也是個「速食寶寶」？速食店裡的食物，就營養價值上來說，都比較油、比較鹹、有的又很冰，對小朋友而言，多吃了對身體可能會造成不好的影響，例如體重會過重。吃太多油炸的東西，會讓小朋友的喉嚨覺得乾乾的，也許你會配果汁或汽水讓口比較不乾，但是喝多了太冰的飲料，對身體也是不好的喔！像故事中的元元，喉嚨痛還吃炸的、喝冰的，馬上就讓喉嚨發炎得更厲害了。懂事的小孩要懂得幫自己選擇好食物，才不會讓爸爸媽媽多擔心。

1
2
3
4

## 給爸爸媽媽的話

　　「速食文化」的確讓爸爸媽媽很傷腦筋，大人們都知道速食店裡的食物對小朋友的飲食習慣建立，是大大的不妥當，但是往往又拗不過孩子們的要求，為了吸引小孩們光顧，連鎖速食店常常用最炫的玩具，也許是電影裡的主角玩偶，也許是卡通明星的系列商品，要不就一些速食店品牌的延伸玩具。總之，有部分小孩真的會因為收集玩具，而重複的光顧，就連剛剛才學會走路的小娃娃，可能看到速食店的玩偶，都會瞪大眼睛呢！

　　但是，孩子如果越早受到速食文化的洗禮，就越難讓孩子放棄吃速食，如果家長沒有堅定的意志和可以轉移話題的功力，到最後可能都還是得進去買個兒童餐才會結束家裡的「速食戰爭」。

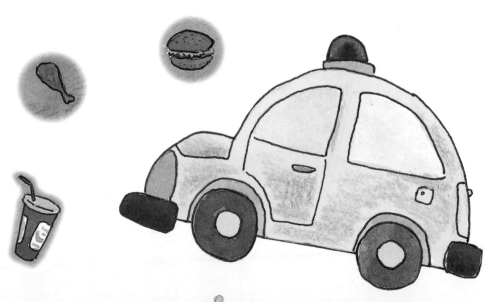

這裡提供常見速食產品的營養分析，就可以理解速食產品營養不均衡的情形。

【 表6-2 常見速食營養分析 】

| 食品名稱 | 重量(公克) | 熱量(大卡) | 蛋白質(公克) | 醣類(公克) | 脂肪(公克) | 鈉(毫克) | 膽固醇(毫克) | 脂肪佔熱量比% |
|---|---|---|---|---|---|---|---|---|
| 滿福堡 | 138 | 290 | 18.2 | 28.1 | 11.2 | 740 | 226 | 35 |
| 豬肉滿福堡 | 117 | 370 | 16.5 | 27.3 | 21.9 | 830 | 64 | 53 |
| 豬肉滿福堡加蛋 | 167 | 440 | 22.6 | 27.9 | 26.8 | 980 | 263 | 55 |
| 漢堡 | 102 | 260 | 12.2 | 30.6 | 9.5 | 500 | 37 | 32 |
| 吉事漢堡 | 116 | 310 | 15 | 31.2 | 13.8 | 750 | 53 | 40 |
| 麥香堡 | 215 | 560 | 25.2 | 42.5 | 32.4 | 950 | 103 | 52 |
| 麥香魚 | 142 | 440 | 13.8 | 37.9 | 26.1 | 1030 | 50 | 53 |
| 麥香雞 | 190 | 490 | 19.2 | 39.8 | 28.6 | 780 | 43 | 53 |
| 麥克雞塊（6塊） | 113 | 290 | 19 | 16.5 | 16.3 | 520 | 65 | 51 |
| 大薯條 | 122 | 400 | 5.6 | 45.9 | 21.6 | 200 | 16 | 49 |
| 中薯條 | 97 | 320 | 4.4 | 36.3 | 17.1 | 150 | 12 | 48 |
| 小薯條 | 68 | 220 | 3.1 | 25.6 | 12 | 110 | 9 | 49 |
| 薯餅 | 53 | 130 | 1.4 | 14.9 | 7.3 | 330 | 9 | 51 |
| 巧克力奶昔 | 291 | 383 | 9.9 | 65.5 | 9 | 240 | 10 | 21 |
| 草莓奶昔 | 290 | 362 | 9 | 62. | 8.7 | 170 | 10 | 22 |
| 蘋果派 | 83 | 260 | 2.2 | 30 | 14.8 | 240 | 6 | 51 |
| 原味炸雞胸 | 115 | 283 | 27.5 | 8.8 | 15.3 | 672 | 93 | 49 |
| 原味炸雞腿 | 57 | 146 | 13.1 | 4.2 | 8.5 | 275 | 67 | 52 |
| 原味炸雞翅 | 55 | 178 | 12.2 | 6 | 11.7 | 372 | 64 | 59 |
| 卡啦脆雞雞胸 | 135 | 342 | 33 | 11.7 | 19.7 | 790 | 114 | 52 |
| 卡啦脆雞雞腿 | 69 | 204 | 13.6 | 6.1 | 13.9 | 324 | 71 | 61 |
| 卡啦脆雞雞翅 | 65 | 254 | 12.4 | 9.3 | 18.6 | 422 | 67 | 66 |
| 比司吉 | 65 | 235 | 4.5 | 28 | 11.7 | 65 | 51 | 45 |
| 玉米棒 | 143 | 176 | 5.1 | 31.9 | 3.1 | 21 | 0 | 16 |
| 薯條 | 77 | 244 | 3.2 | 31.1 | 11.9 | 139 | 2 | 44 |

資料來源：中華民國營養學會臨床營養委員會，市售加工及調理食品營養成分表，1994年。

　　如果將學童每日應該吃的各類食物與速食店的產品相比，就會知道哪些營養素吃太多，無論孩子選雞塊餐、漢堡餐或是炸雞餐，整體而言，營養素的比例與正常餐次相比，有幾點需要家長注意：

- 油脂比例偏高，而且大部分是動物性脂肪。
- 醣類（主食類）偏低。
- 蔬菜明顯沒有或不足。
- 鈉的含量偏高。

　　除了這些明顯的差異，如果還加上奶製品和水果的份量，營養素的攝取偏頗將更加嚴重。因此，家長必須提醒自己，當孩子吃了速食作為正餐，一定得在次餐補足蔬菜和水果的不足，整天的營養素才可以均衡獲得。而偏高的油脂比例中，大部分來自於動物性油脂，屬於飽和脂肪酸，如果長期讓孩子誤以為這類的食物不會影響健康，對於孩子心血管的保養就更加困難了。

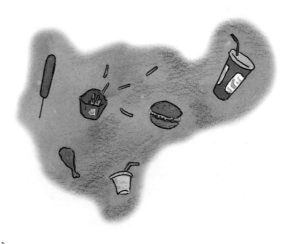

5
6
7
8

【 表6-3 數種速食兒童餐的營養統計 】

| 麥克雞塊<br>兒童餐 | 重量<br>(公克) | 熱量<br>(大卡) | 蛋白質<br>(公克) | 醣類<br>(公克) | 脂肪<br>(公克) | 鈉<br>(毫克) | 膽固醇<br>(毫克) | 脂肪佔<br>熱量比 | 蛋白質<br>佔熱量比 |
|---|---|---|---|---|---|---|---|---|---|
| 小薯條 | 68 | 220 | 3.1 | 25.6 | 12 | 110 | 9 | 49% | 6% |
| 麥克雞塊<br>(4塊) | 75 | 193 | 13 | 11 | 11 | 347 | 43 | 51% | 26% |
| 果汁 | 150 | 63 | 0.75 | 15 | 0 | 15 | 0 | 0% | 5% |
| 小計 | | 476 | 17 | 52 | 23 | 472 | 52 | 43% | 14% |

| 漢堡<br>兒童餐 | 重量<br>(公克) | 熱量<br>(大卡) | 蛋白質<br>(公克) | 醣類<br>(公克) | 脂肪<br>(公克) | 鈉<br>(毫克) | 膽固醇<br>(毫克) | 脂肪佔<br>熱量比 | 蛋白質<br>佔熱量比 |
|---|---|---|---|---|---|---|---|---|---|
| 漢堡 | 102 | 260 | 12.2 | 30.6 | 9.5 | 500 | 37 | 33% | 19% |
| 小薯條 | 68 | 220 | 3.1 | 25.6 | 12 | 110 | 9 | 49% | 6% |
| 果汁 | 150 | 63 | 0.75 | 15 | 0 | 15 | 0 | 0% | 5% |
| 小計 | | 543 | 16.05 | 71.2 | 21.5 | 625 | 46 | 36% | 12% |

| 炸雞<br>兒童餐 | 重量<br>(公克) | 熱量<br>(大卡) | 蛋白質<br>(公克) | 醣類<br>(公克) | 脂肪<br>(公克) | 鈉<br>(毫克) | 膽固醇<br>(毫克) | 脂肪佔<br>熱量比 | 蛋白質<br>佔熱量比 |
|---|---|---|---|---|---|---|---|---|---|
| 原味炸雞腿 | 57 | 146 | 13.1 | 4.2 | 8.5 | 275 | 67 | 52% | 36% |
| 薯條 | 77 | 244 | 3.2 | 31.1 | 11.9 | 139 | 2 | 44% | 5% |
| 小可樂 | 200 | 104 | 0 | 26 | 0 | 14 | 0 | 0% | 0% |
| 小計 | | 494 | 16.3 | 61.3 | 20.4 | 414 | 69 | 37% | 13% |

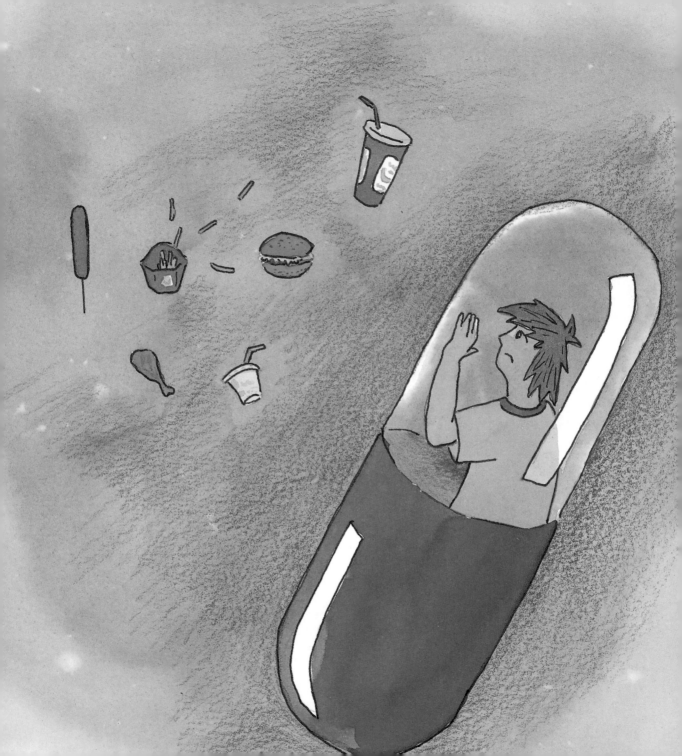

【表6-4 6~9歲學童正常餐次可以提供的營養素分析】

| 食物 \ 年齡 | | 6～9歲 | 蛋白質 | 醣類 | 脂肪 | 熱量 |
|---|---|---|---|---|---|---|
| 奶類（全脂） | | 2杯 | 16 | 24 | 16 | 304 |
| 蛋豆魚肉類（中脂） | | 3份 | 21 | - | 15 | 219 |
| 五穀根莖類 | | 3碗 | 24 | 180 | - | 816 |
| 油脂類 | | 2湯匙 | 0 | 0 | 30 | 270 |
| 蔬菜類 | 深綠色或深黃紅色 | 1碟（碗） | 1 | 5 | - | 24 |
| | 其他 | 1碟（碗） | 1 | 5 | - | 24 |
| 水果類 | | 2個 | - | 30 | - | 120 |
| 熱量總計 | | | 252 | 976 | 549 | 1777 |
| 三大營養素熱量佔比 | | | 14% | 55% | 31% | |

【表6-5 10~12歲學童正常餐次可以提供的營養素分析】

| 食物 \ 年齡 | | 10～12歲 | 蛋白質 | 醣類 | 脂肪 | 熱量 |
|---|---|---|---|---|---|---|
| 奶類（全脂） | | 2杯 | 16 | 24 | 16 | 304 |
| 蛋豆魚肉類（中脂） | | 3份 | 21 | - | 15 | 219 |
| 五穀根莖類 | | 4碗 | 32 | 240 | - | 1088 |
| 油脂類 | | 2湯匙 | 0 | 0 | 30 | 270 |
| 蔬菜類 | 深綠色或深黃紅色 | 1碟（碗） | 1 | 5 | - | 24 |
| | 其他 | 1碟（碗） | 1 | 5 | - | 24 |
| 水果類 | | 2個 | - | 30 | - | 120 |
| 熱量總計 | | - | 284 | 1216 | 549 | 2049 |
| 三大營養素熱量佔比 | | | 14% | 59% | 27% | - |

　　另一個值得討論的議題是食物的屬性問題，依照中醫的角度看食物的屬性，可以將食物區分為「溫、熱、平、涼、寒」，油炸的食物，例如：炸雞塊、炸薯條等都偏熱，當喉嚨不舒服、或剛出現感冒症狀時，都不宜多吃，否則對於症狀會有直接惡化的效果。現在過敏寶寶的比例很高，對於有過敏體質的寶寶，平日就不方便吃這些油炸的食物，一方面可以降低誘發過敏反應的機會，一方面對於過敏相關症狀，也不至於惡化。對於過敏寶寶，大部分家長已經很兢兢業業遵循飲食和生活起居的各種注意事項，千萬不要因為孩子的固執而遷就他們選用油炸食物，否則對過敏症狀的控制都將更複雜和困難。

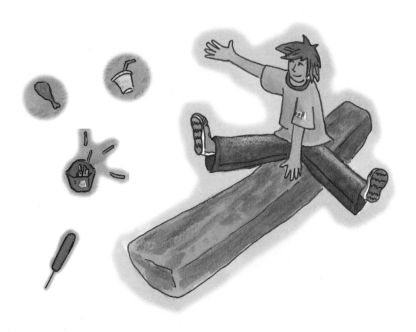

1
2
3
4

# 該選牛奶還是羊奶？

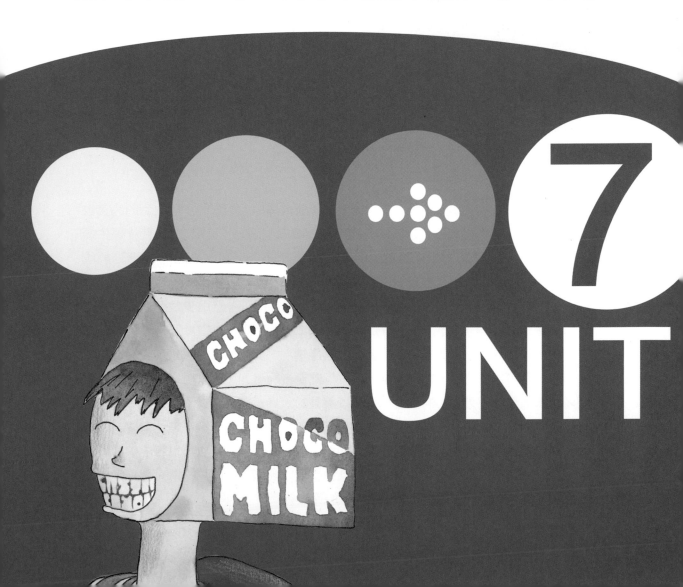

# 該選牛奶還是羊奶？

## 牛奶的營養

　　許多人因為喝牛奶會拉肚子，因此對牛奶非常排斥，相對的，攝取到的鈣質也就容易不夠。喝牛奶後導致拉肚子、腹脹或腹鳴的原因是「乳糖」，乳糖就是牛奶中所含有的主要醣類，如果腸道中的「乳糖酶」不夠，無法正常將乳糖分解成「半乳糖」和葡萄糖，就容易引發腸道中的不舒服症狀，臨床稱之為「乳糖不耐症」。中國人約有七成左右的比例屬於乳糖不耐症，可以考慮用少量漸進的方式增加牛奶攝取量，慢慢活化腸道中的乳糖酶，以改善症狀，例如：先一天給四分之一杯牛奶，約持續4～5天後，看看腸道的適應情況，如果已經不再出現腹瀉或腹脹的情形，就可以再考慮多給四分之一杯，如此慢慢的添加，應該可以讓乳糖不耐的問題稍微改善。另外牛奶的溫度也是可以調整的因素，容易乳糖不耐的人，最好牛奶以微溫的方法供應，較為安全，也盡量避免空腹喝牛奶，飯後喝是比較安全的做法。當已經嘗試了多次，卻發現身體真的無法接受任何牛奶，也可以考慮選擇優酪乳或優格，因為產品中的有益菌已經把乳糖改變成乳酸了，所以不會有乳糖造成的不舒服症狀，但是可以得到牛奶中所提供的豐富鈣質。

　　牛奶含有豐富的蛋白質、鈣質、維生素B$_2$和維生素B$_{12}$，就蛋白質的品質而言，是很好的食物來源。坊間有部分民眾對牛奶到底是不是好的食品，陸陸續續都有一些爭議，有一些是因為宗教的因素，對於動物性的產品絕對不能接受；有一些是基於環保的理由，覺得發展酪農業對於環境水質的污染相當嚴重，因此為了表達理念而拒食任何酪農產品；有的還聲稱牛奶因為含蛋白質過高，會影響鈣質的吸收，所以喝牛奶並不能補充足夠的鈣。如果為了宗教和環保的理念不選擇牛奶時，要記得選用其他含有較多鈣質的食物取代補充，例如：傳統豆腐、全穀類、芝麻、杏仁、枸杞、紅棗、黑棗、金針、木耳、莧菜、芥蘭、番薯葉、香菇、雪裡紅、紫菜和海帶，對於可以接受動物性食物的消費者，可以多用小魚乾、蝦米、吻仔魚和沙丁魚，既可兼顧理念，也可以保有健康。

　　其實，就牛奶本身的營養組成而言，它的蛋白質含量與品質都非常好，被身體的利用率僅次於雞蛋，但是這並不足以影響鈣質的吸收。

**影響鈣質的吸收有幾項正面因素**

- **維生素D**：只要每天約15分鐘，讓身體有足夠的照光時間，就可以由皮膚產生足夠身體使用的維生素D，足量的維生素D可以讓小腸在吸收鈣質時擔任輔助的角色，幫助小腸細胞吸收飲食中的鈣質。
- **把握吸收鈣質的黃金時期**：人的一生有三段吸收鈣質的黃金時期，這三個階段，小腸對於鈣的吸收能力較一般高：
  1. **嬰兒期**：藉由適當的鈣磷比，讓寶寶可以獲得足夠的鈣質，為骨骼發育奠定重要基礎，也是一生中鈣質吸收率最高的時期。

2. **青春期**：因為內分泌的變化，可以有效提升鈣質的吸收率，同時增強了骨骼儲存鈣質的能力，因此，如果從學童期就養成喝牛奶的習慣，青春期的身高變化將非常顯著。

3. **三十五歲的成年期**：過了青春期後，鈣的吸收率會漸漸變低，但是依據研究統計，三十五歲是人類骨質密度最高的時期，可以在這段時期前，盡量補充儲存骨質，讓「鈣質銀行」可以充裕發揮生理平衡的功能。許多女性會在二十五歲至四十歲懷孕哺乳，這也是一個黃金時期，身體因為懷孕過程的生理壓力，也會調高鈣質的吸收率，因此準媽媽要好好珍惜這段時間，多多攝取安全的各種鈣質來源。

### 影響鈣質吸收的負面因素

● **高磷的食物**：飲食中過多的磷會造成鈣質大量流失，例如：過量的肉、各種加工品（火腿、熱狗）、零食（洋芋片）、飲料（可樂、汽水）、速食麵，這些食物往往不只有熱量不均衡的問題，也同時將身體重要的營養素浪費、排出。

● **高蛋白食物**：適量的蛋白質會幫助鈣質吸收，但當身體攝取了超過需要量的蛋白質時，反而會增加尿液中鈣質的排出。

● **草酸和植酸**：是植物中會影響鈣質吸收的負面因子，當它們與鈣質結合成非水溶性的鈣鹽後，隨即排出，因此所吃進去的鈣質無法好好的被吸收和利用。

● **咖啡和酒精**：這些對於鈣的排除都有強化的效果，血鈣質因此而降低。

因此，如果綜合了這些正反因素，對於坊間抨擊牛奶的蛋白質有礙鈣質吸收的說法，其實有些偏頗，因為除了嬰兒完全以母奶或配方奶為主食之外，其他生命時

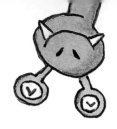

期階段，都不可能只喝牛奶，因此需要評估消費者本身的整體飲食狀態，如果是屬於「肉食主義」者，他的高磷酸和高蛋白主要都來自於肉類食物，是有可能造成鈣質的浪費，這也是現今許多小學生身體質量指數（BMI）都偏高的原因。也不要忘了學童們還有喜歡的可樂和汽水，如果沒有每天兩杯牛奶，卻每天喝一瓶汽水，當然會導致鈣的吸收不足、排泄過多而影響身高發育。

　　牛奶唯一要注意的是脂肪的含量，牛奶中的脂肪為動物性脂肪，屬於飽和脂肪酸，因此不方便過量攝取，家長們可以選擇脫脂或低脂的產品，避免這個困擾。可是，孩子們喜愛的冰淇淋，卻是高脂肪的產品，需要爸爸媽媽限量供應，否則反而提供了另一個吃進飽和脂肪酸的管道。

　　每一杯（240 c.c.）牛奶大約可以提供250～280毫克的鈣質，依照不同的脂肪含量，可提供的主要營養素如下表，所以如果選擇了脫脂牛奶，可提供的熱量將只有全脂奶的一半左右，對於體重已經過重的孩童們，是比較好的選擇。但是，乳脂肪其實是提供了乳香的重要元素，如果孩子真的排斥沒有乳香的乳品，低脂牛奶將是比較兩全其美的選擇。現今的乳品包裝，紅色代表全脂牛奶，藍色和綠色代表低脂牛奶，至於其他咖啡色、紫色、粉紅色、淺綠色、黃色的包裝，就可能是各種調味乳品了，可以試著教導孩子認識包裝，讓他們自己懂得選擇一個營養兼備的好牛奶。

【 表7-1 牛奶中的主要營養素 】

|  | 蛋白質（公克） | 醣類（公克） | 脂肪（公克） | 熱量（大卡） |
|---|---|---|---|---|
| 全脂牛奶 | 8 | 12 | 8 | 150 |
| 低脂牛奶 | 8 | 12 | 4 | 120 |
| 脫脂牛奶 | 8 | 12 | ＋ | 80 |

　　一般而言，無論是市售的鮮奶，或是以奶粉依照說明沖泡的牛奶，基本的營養成分差異不大，家長們可以依季節或方便性，讓孩子們養成每天喝牛奶的習慣，對於孩子的睡眠品質、情緒管理、換牙的品質和身高發育，都有明顯的幫助。鈣質是身體內神經傳導的因素之一，如果孩子的鈣質來源一直充裕，不僅骨骼儲存量穩定成長，也會讓血鈣濃度隨時保持穩定，將有助於孩子的神經傳遞反應。如此一來，孩子的脾氣比較穩定而容易溝通，睡眠比較沉穩，可以獲得充分的休息，當然，一般家長所在意的身高問題，也會有明顯的發展。

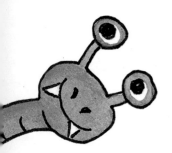

# 我不喜歡白牛奶
## ——市售奶製品比一比

　　隨著食品加工業的發達，現今已經可以輕鬆的購買到各式各樣的乳類加工品，表面上是應付了各種消費者的口味需求，但是消費者也必須學會比較和選擇健康均衡的乳製品，才可以真的獲得預期中的營養。

**1**
**2**
**3**
**4**

**幾種典型的市售乳製品**

● **鮮乳**：鮮奶會依季節的變化有不同的乳脂肪含量，夏天的乳脂肪含量較低，因此口感會覺得較清淡，採下的鮮乳會以高溫短時間的殺菌法除去微生物，將牛奶

加熱到攝氏72度，並維持15秒後，迅速降溫到攝氏10度以下，因此，在運送與銷售的過程中都必須維持在攝氏10度以下，以保持產品安全。

● **保久乳**：保久乳的營養成分與鮮乳不相上下，唯一不同的地方是殺菌的方法，採用了超高溫滅菌法，將牛奶迅速加熱到攝氏137.8度持續2秒鐘，再降至室溫，以這種滅菌法處理後的牛奶可以在室溫下，保存在殺菌過的容器中達半年之久，但一旦開封後沒有喝完，仍需要冷藏保存，避免敗壞，保久乳因為超高溫殺菌會導致牛奶有一點點不同的味道，並不是每個孩子都可以接受。

● **調味乳**：以牛奶為主要原料，再添加其他材料、糖、色素、香料而製成，可供應的鈣質約只有一般鮮乳的三分之一，但是糖的比例可能比鮮乳增加了八成到九成之多，讓口味更香甜。

● **冰淇淋**：以牛奶、糖、穩定劑、香料、色素和乳化劑加工製成，一般的脂肪含量約在8%左右，越香甜的冰淇淋脂肪和糖的含量都會越高，因此熱量的提供也相對增加。

● **煉乳**：常用來作為冰品的調味料，加糖煉乳約蒸發了一般牛乳三分之二的水分，再加入了約44%的蔗糖或葡萄糖，口味非常甜，高濃度的糖可以稍稍延緩微生物的生長，所以未開封前可以放在室溫下保存，熱量和甜度都高，因此加入冰品調味時要稍微注意用量。

● **乳酪**：以凝乳酶（rennin）或酸將牛奶的乳蛋白質變性成凝乳塊，再經過切割、加熱、加壓脫水、調味和熟成後，即可製成。一般含有大量的脂肪，現今因為健康訴求導向，也出現低脂的產品，是鈣質很好的來源之一，乳糖含量很低，但必須注意鈉鹽的比例，儘量選擇含鈉量較低的產品。

● **優酪乳**：以有益菌在牛奶中繁殖，並將乳糖轉化成乳酸，因為口味較酸，加入許

多糖調味，可供應的熱量和糖比一般鮮乳高，但是鈣質約只有鮮乳的六成。必須小心比較營養標示，找到含糖量較低的產品。

● **發酵飲料**：含牛奶的營養比例非常低，約只有四分之一，主要是糖水和香料，有些會含有少許量的有益菌作為商品噱頭，因為香甜，往往讓孩子愛不釋手。

● **奶精**：奶精一點都不是乳製品，它主要的成分是氫化油脂和玉米澱粉、再加上糖調味，因為外觀像牛奶一般濃滑，常常被消費者誤以為是牛奶的一種。奶精屬於高油脂、高糖的產品，熱量非常高，含鈣量相當低，加到咖啡或茶時，還是淺嚐即可，如果真的要喝奶茶或咖啡牛奶，可以考慮直接加低脂奶粉或鮮奶，效果與營養都可兼備。

● **鮮奶油**：鮮奶油依照含油脂比例的不同，又分為幾種不同產品，整體而言，其油脂含量都很高，幾乎不含鈣質，因此不要誤以為鮮奶油是乳製品，一定可以提供鈣質。

【 表7-2 各種鮮奶油的脂肪含量比例和用途 】

| 種類 | 脂肪含量（%） | 一般用途 |
|------|------------|----------|
| Half-and-half | 10.5~18 | 可加入咖啡或其他飲料 |
| Light cream | 18~30 | 加入咖啡或紅茶，因含油脂比例高，可讓飲料口味更濃郁、滑順 |
| Light whipping cream | 30~36 | 鮮奶油，具有起泡的功能，可做為蛋糕或西點的霜飾 |
| Heavy cream | 36 | 因為脂肪含量最高，起泡性最佳 |
| Sour cream | 18 | 可做為沙拉醬的原料，或直接塗在烤馬鈴薯以增加風味 |

1
2
3
4

● **羊乳**：中國人覺得羊乳屬溫性，對於呼吸道功能較脆弱的孩子們是一個好的乳品來源，但是就營養素的角度分析，羊乳和牛乳的主要營養大同小異，羊乳甚至含有的葉酸量還遠低於牛乳。羊乳因為有特殊的腥味，廠商為了克服消費者的排斥感，大多做成各種口味的調味乳，也同時滿足了學童們多變的挑剔口感。一旦經過調味加工處理後，所含有的糖分和熱量就偏高了，這點是需要家長多注意的。一般的羊乳單位價格都比牛奶製品偏高，坊間也出現標榜可以提供鈣質的羊乳片，一旦做成錠劑產品，在製造的過程中多少都添加了賦型劑和香料，對於過敏體質的寶寶，部分添加物也有可能是過敏原，因此，要幫孩子選一個好的營養補充品，還得靠爸爸媽媽們多問多看。

　　許多學童在小時候斷奶後，就不再固定喝牛奶，其實斷奶的定義指的是提供牛奶的工具由奶瓶改為杯子，不過每天還是得喝一到兩杯牛奶，才能夠提供孩童生長的鈣質所需。也可以考慮以乳酪片為補充的來源之一，乳酪片可以造成不利於口腔蛀牙細菌滋生的環境，因此在補充鈣質與防治蛀牙上，可以兩者兼顧，市面上也有多種乳酪的包裝，有的呈現糖果小單包裝，只要挑選含鈉鹽較少且低脂的商品，就是很好的學童餐間點心選擇。

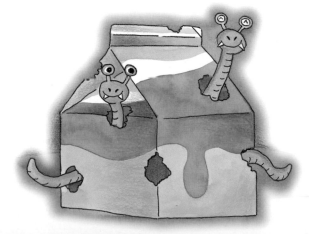

【 表7-3 常見乳製品的營養成分分析 】

| 食物名稱 100c.c. | 熱量 (大卡) | 水分 (公克) | 蛋白質 (公克) | 脂肪 (公克) | 醣類 (公克) | 膽固醇 (毫克) | 維生素B$_2$ (毫克) | 維生素B$_{12}$ (微克) | 鈣 (毫克) |
|---|---|---|---|---|---|---|---|---|---|
| 鮮奶 | 67 | 87.2 | 3.3 | 3.7 | 5.1 | 14 | 0.19 | 0.36 | 95 |
| 光泉全脂 | 60 | 88.4 | 2.9 | 3.4 | 4.6 | 14 | 0.14 | 0.13 | 111 |
| 光泉低脂 | 50 | 89.1 | 30 | 1.9 | 5.3 | 10 | 0.14 | 0.15 | 108 |
| 木瓜牛奶 | 56 | 85.9 | 1.8 | 0.6 | 11.2 | 7 | 0.12 | 0.16 | 41 |
| 高鈣調味乳 | 62 | 85.6 | 2.3 | 1.6 | 9.9 | 9 | 0.11 | 0.19 | 79 |
| 果汁調味乳 | 52 | 88 | 1.6 | 1.3 | 8.7 | 8 | 0.09 | 0.03 | 31 |
| 全脂保久乳 | 65 | 87.2 | 2.8 | 3.5 | 5.9 | 21 | 0.24 | 0.15 | 99 |
| 低脂保久乳 | 44 | 90.3 | 3.3 | 1.8 | 3.6 | 8 | 0.26 | 0.2 | 47 |
| 果汁羊奶保久乳 | 75 | 84.1 | 2.9 | 3 | 9.3 | 11 | 0.2 | * | 102 |
| 原味羊奶保久乳 | 66 | 87.2 | 3.5 | 3.6 | 4.9 | 16 | 0.26 | 0.05 | 110 |
| 巧克力冰淇淋 | 181 | 64.2 | 4.2 | 9.1 | 21.4 | 8 | 0.23 | 0.03 | 68 |
| 香草冰淇淋 | 176 | 65 | 2.5 | 8.6 | 23.1 | 10 | 0.32 | 0.31 | 66 |
| 低脂奶精 | 447 | 3.8 | 2.1 | 15.7 | 75.2 | * | 0.01 | * | 2 |
| 植物性奶精 | 539 | 2.7 | 2.2 | 33 | 59.5 | 0 | 0.02 | 0.04 | 1 |
| 煉乳 | 313 | 27.7 | 7.6 | 7.6 | 55.3 | 14 | 0.6 | 0.24 | 264 |
| 鮮奶油 | 276 | 60.2 | * | 24 | 15.7 | 0 | 0.02 | 0 | * |
| 乳酪 | 298 | 47.1 | 18.1 | 21.2 | 8.8 | 83 | 0.43 | 0.52 | 574 |
| 低脂乳酪 | 238 | 50.9 | 21.7 | 12.5 | 9.2 | 40 | 0.76 | 0.92 | 598 |
| 養樂多 | 68 | 82.3 | 1.1 | * | 16.3 | 0 | 0.12 | 0.02 | 29 |
| 低脂優酪乳 | 73 | 82.1 | 2 | 0.9 | 14.6 | 6 | 0.09 | 0.04 | 35 |
| 原味優酪乳 | 74 | 82.4 | 2.8 | 1.3 | 13 | 5 | 0.29 | 0.06 | 63 |
| 草莓優酪乳 | 66 | 83 | 2.3 | 0.3 | 13.9 | 9 | 0.18 | 0.12 | 56 |
| 羊乳片 | 380 | 4.3 | 23.4 | 4.5 | 62.1 | 21 | 2 | 1.23 | 860 |

資料來源：台灣地區食品營養成分資料庫-食品成分表，食品工業研究所出版，1997年。

*表示微量。

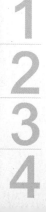

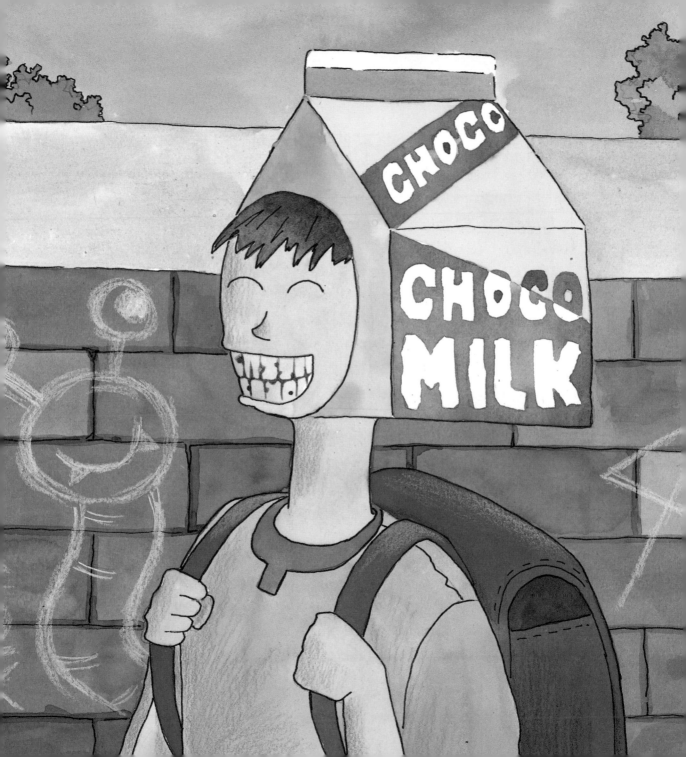

# 故事列車：不喝白牛奶的小可

　　小可不喜歡喝白牛奶，每次和爸爸媽媽到大型量販店時，總是要求爸爸媽媽要幫他買一大堆調味乳，他最喜歡的口味是巧克力，只要有巧克力調味乳，他可以一口氣喝完兩瓶。

　　媽媽雖然知道小可只選巧克力牛奶不太好，可是又覺得只要孩子有喝牛奶，就可以吃到鈣質，雖然量比較少一些，應該沒有關係吧！

　　小可已經小學三年級了，卻常常被誤認為小一新鮮人，和真正是小一的弟弟皓皓，個頭差不多高。不知情的人，常常誤以為小可才是弟弟呢！

　　小可一點也不擔心，因為弟弟長得和他一樣高，所以爸爸媽媽很少像隔壁強強的爸爸媽媽，要強強每一件事都要讓弟弟，小可覺得這樣公平多了，「弟弟和我一樣高，本來就要和我一樣。」所以小可對別人稱讚弟弟長得高，從來不覺得難過。

　　其實，小可比較煩惱的事是嘴裡的蛀牙，皓皓就沒有蛀牙，雖然皓皓也開始換牙了，但是皓皓所有的牙齒都好白好亮，掉下來的門牙都完整無缺，一點蛀牙洞都沒有。所以，皓皓可以輕鬆的吃媽媽買的冰淇淋，小可也好想吃，可是小可只要含了一小口，嘴裡的牙齒就好像有鑽洞機正在鑽洞一樣，好痛好痛，最後只好放棄，看著弟弟很高興的慢慢享用。

　　漸漸的，小可不僅只有在吃冰涼東西的時候會覺得牙齒好痛，就連吃糖果或餅乾，牙齒都覺得痠痠的，而且餅乾屑屑好像都卡在牙齒裡，怎麼漱口或刷牙都清除不掉。媽媽覺得事情有點嚴重，決定帶小可找牙醫師檢查一下。

　　牙醫師阿姨看到小可的牙齒，問：「小可有沒有每天刷牙？」「有呀！」小可點點頭的回答。牙醫師阿姨又問：「小可每天都有喝牛奶嗎？」「那當然，我每天

都有喝兩瓶巧克力牛奶呢！」小可得意的說。牙醫師阿姨一聽，笑著回答：「你以後可能不能再喝巧克力牛奶了，巧克力牛奶太甜了，讓你的牙齒都生病了。」小可不太相信，牙醫師阿姨拿了一個小鏡子，讓小可看看自己的牙齒，一邊用器械輕輕剔除牙縫和蛀牙處的食物殘渣，小可看到自己的牙齒黑黑的，好像許多洞，遇到牙醫師阿姨正在刮牙齒的時候，忍不住想把嘴巴閉起來。

「小可，很痠很痛對不對，因為有一些牙齒已經蛀得很深了，稍微一動，就會碰到牙神經，你可以忍耐一下下嗎？」牙醫師阿姨一邊說，一邊專心的檢查小可的牙齒。過了一陣子，牙醫師阿姨對媽媽和小可說：「小可現在蛀的牙都已經是恆齒了，必須分成多次治療，讓小可比較不會害怕，而且現在起，小可要少吃一些太甜的東西，多喝牛奶和多吃起司，鈣質才會充足，對於還沒長出來的牙齒，才有比較多的原料喔！」

「巧克力牛奶也算是牛奶吧！」小可還是念念不忘他的最愛，心急的問牙醫師阿姨。牙醫師阿姨回答：「看樣子你只能選擇白牛奶囉！巧克力牛奶太甜了，會讓牙蟲蟲有更多營養繁殖，把牙齒蛀得更嚴重，還是白牛奶比較安全，喝完後還是要記得漱口或刷牙，讓口腔裡隨時乾乾淨淨。」

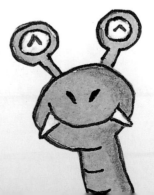

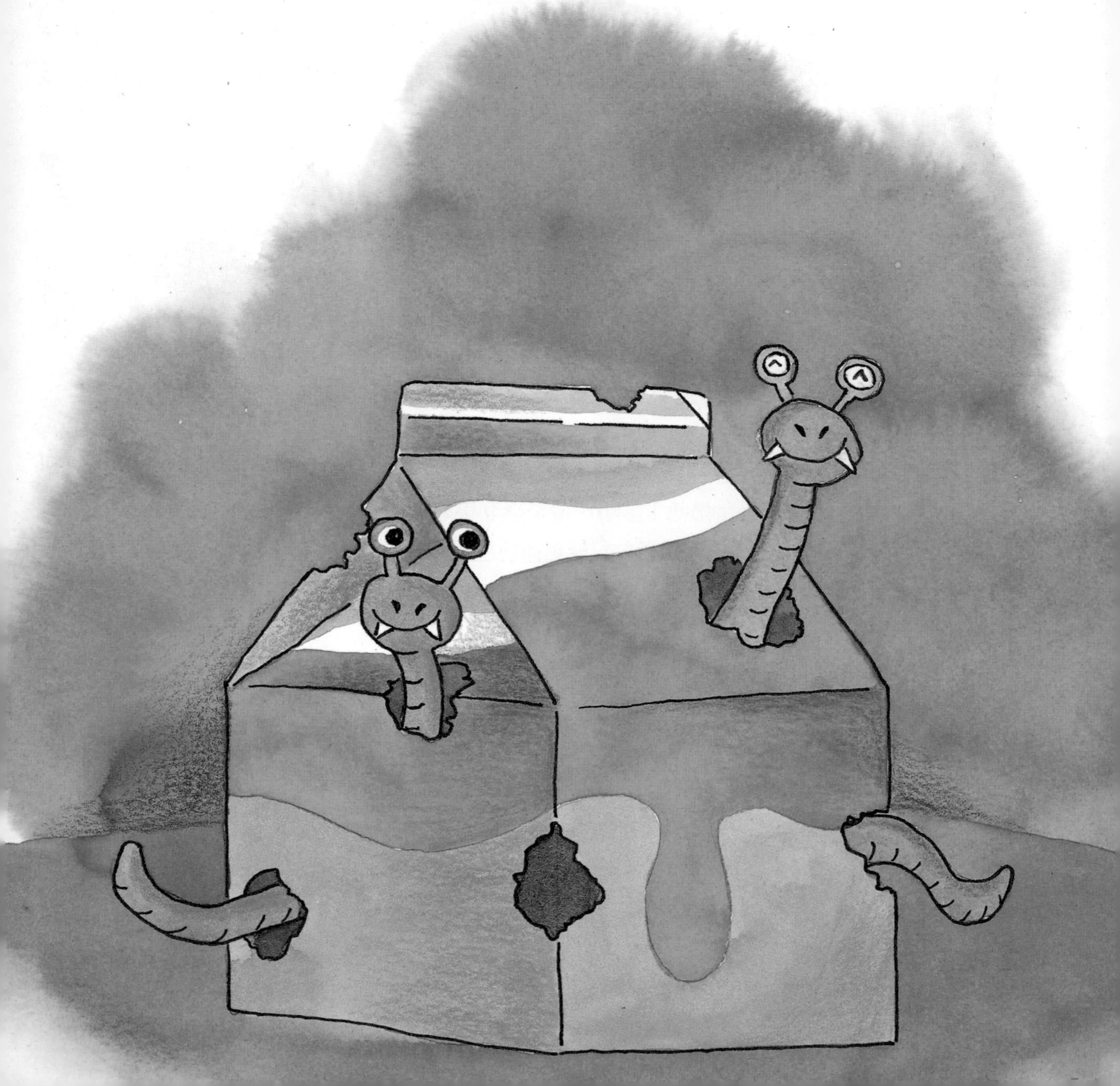

5
6
7
8

## 給小朋友的話

　　如果讓你選擇牛奶，你會先選白牛奶還是巧克力牛奶？巧克力牛奶好香好甜，是因為加入了額外的糖，會讓牙齒容易蛀牙，故事中的小可因為覺得沒關係，等到蛀牙到牙齒痛得受不了了，這就變得很有關係了。進入小學後小朋友的牙齒會陸續換成恆齒，必須小心照顧，因為這些恆齒將陪伴我們一輩子，早晚和飯後記得刷牙漱口、定期用牙線清理牙齒，都是牙齒保健的基本功課，千萬不可以愛吃甜食又不愛刷牙，牙齒就會被蛀牙細菌進攻了。如果不喜歡只喝白牛奶，可以請媽媽加一些穀麥片一起食用，這樣就又有營養又健康了。

## 給爸爸媽媽的話

　　許多孩子一旦有食物的自主權後，往往會固執的選擇自己鍾愛的食物和口味，無論家長如何利誘，他們都還得算一算值不值得，才會願意做條件交換。事實上，以食物來做為談判或交換的條件，最後失守的往往是家長本身，因為家長會為了擔心孩子不吃，而多半以另外孩子較喜歡的東西交換，而孩子並不覺得不吃有什麼嚴重，所以當遇到這類狀況發生，爸爸媽媽需要用一點點技巧，來幫助他們克服心理的障礙。

### 技巧一──在牛奶中加入穀麥片

　　媽媽可帶著孩子一起選購穀麥片，挑選糖分較低的產品，請孩子將鮮乳或沖泡的溫牛奶直接加入，即使是低糖分的穀麥片，都會增加牛奶的香味和甜味，讓孩子漸漸增加食用的興趣。

### 技巧二──多利用牛奶烹調入菜

　　無論是鮮奶或是奶粉，都可以加入適當的菜餚，例如孩子很喜歡的玉米濃湯，就可以添加牛奶。

### 技巧三──擅用保久乳的特點

　　有的高年級孩子會有一堆藉口，讓自己好像很忙，沒有空喝牛奶，有時候早餐也來不及喝完預計的份量，媽媽可以準備一些低脂的原味保久奶，讓孩子在第三節下課，或下午的下課時間喝，只要提醒孩子不要將牛奶曝曬在太陽下，就品質和營養而言，應該都不會有問題。

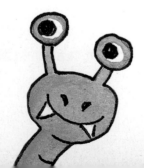

# 飲食寶典

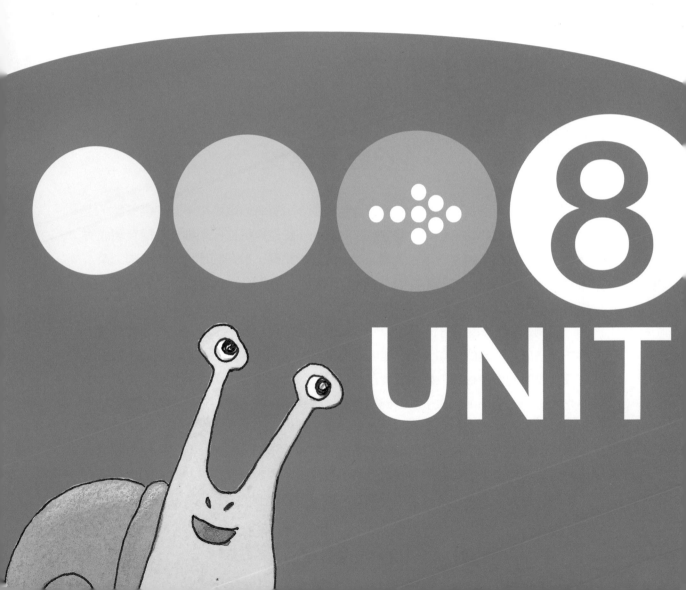

UNIT 8

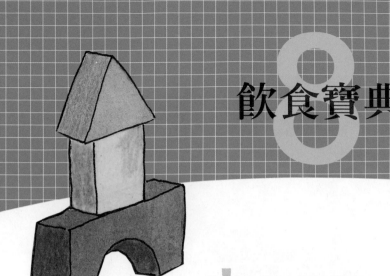

# 飲食寶典

## ※ 123健康盒餐

　　隨著孩子漸漸長大，外食的機會會越來越多，有時候媽媽來不及準備餐點，也可以直接選購煮熟的菜色或盒餐應急，其實，不論是媽媽自己準備或是購買現成的食物，都要幫孩子調整一下主食類、肉、青菜的比例，最好的比例大約是肉：菜：主食類＝1：2：3，以體積來大約調整相對份量，如此的飲食習慣，對於孩子營養素的攝取平衡度，將是最接近理想狀況。

　　舉例來說，如果孩子一餐可以吃一碗飯，大約可以配上三分之二碗各種青菜，再加上三分之一碗的肉類食物。剛開始如果對份量還不夠熟悉，可以利用小餐盤，將預計要吃的份量估算放好，只要孩子吃得完，就可以了。許多家長會直接把孩子要吃的份量，全部加到孩子的飯碗裡，整個飯碗滿滿的，讓孩子不知如何開始吃，也比較容易弄得桌面和地上一團混亂，其實，對低年級的孩子，選用一些可愛的餐具，是很好的誘因，也可以教導餐桌禮儀。對於高年級的孩子，用餐的能力都已經成熟，只要將份量安排好，裝在自己的小餐盤上，大致上問題較少。有的家長擔心這樣的份量太多吃不完，或太少不夠吃，因為這裡提到的是比例的建議，如果份量

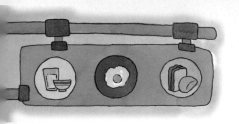

對於高年級孩子稍嫌少，可以等比例的增加肉、青菜和主食類，讓相對比例仍保持約1：2：3就可以了。這樣的比例建議，對於食物可提供的酸鹼度影響和營養素的均衡，都是最容易遵循的原則。當然，如果對於低年級學童，食量如果比較少，也盡量依照「123」的比例減少餐次內容，為了營養素的補齊，家長必須選擇比較好的食物作為餐間點心。

至於市售的盒餐中，一般為了讓消費者覺得貨真價實，蛋白質類的肉、魚、蛋往往被過度使用，反而青菜類的比例就不足了，如果選擇到的盒餐是這種情況，媽媽可以再煮一個蔬菜湯，或是快速燙或炒個青菜，讓孩子和家人還是可以吃到正確的比例。當然，飯後的水果是不可或缺的重要角色，水果中的維生素C可以有效幫助含鐵食物中鐵質的吸收，吃一些水果也可以平衡盒餐較油膩的口味。

# 紅綠燈大眼睛，教我停看「吃」

在國外，艾司丁博士（Epstein, LH）曾在1996年發表論文，他們對肥胖兒童採用燈號辨識的分類法，讓孩子有興趣而正確選擇食物，進而達到控制體重的目的。財團法人董氏基金會的保健營養組許惠玉主任在多年前即利用紅綠燈的概念，開始對學童宣導正確的選擇食物，是一個非常簡單易懂的方法：紅燈表示食物所含的油、糖和鹽都高，要小心選用，同時注意選用的頻率；黃燈表示食物略含有一些油、糖和鹽，不宜多吃；綠燈表示所有新鮮安全的食物，可以每天食用。

　　但有鑒於實際向學童說明時，學童們對於頻率的定義需要比較確實的數據，以幫助理解和容易遵循，因此，第一次和孩子們溝通紅綠燈觀念時，可以定義成：「紅燈一年吃四次，黃燈一年十二次，綠燈可以天天吃。」這樣的頻率建議對應了紅黃綠燈的食物種類選項時，可能會依照不同年齡層的需求狀況而有不同，但是在這裡主要針對學齡期的孩子，因此，食物的燈號列表也以他們的應用食物選項為主要食材。

【表8-1 紅綠燈大眼睛，教我停看吃】

| | 綠燈 | 黃燈 | 紅燈 |
|---|---|---|---|
| 食物定義 | 新鮮、安全 | 含有些許油、糖、鹽 | 含有大量油、糖、鹽 |
| 食用頻率 | 每天都要吃 | 一年最多吃12次 | 一年最多吃四次 |
| 五穀根莖類 | 白飯、糙米飯、麵條、小餐包、蘋果麵包、飯糰、穀麥片、饅頭、銀絲卷、烤地瓜、蒸芋頭、芋圓、綠豆湯、紅豆湯、小湯圓 | 燒餅、拉麵、炒飯、市售炒麵、市售炒米粉、波蘿麵包、起酥麵包、加餡麵包、油飯、滷肉飯、蛋餅、煎蘿蔔糕、加餡湯圓、米果 | 油條、甜甜圈、泡麵、炸地瓜、炸薯條、洋芋片、沙琪瑪、各種糕餅、加入奶油和糖霜的蛋糕、零食 |
| 蔬菜類 | 各種川燙蔬菜、水炒蔬菜 | 乾扁四季豆、大量油炒蔬菜 | 油炸蔬菜（日本料理）、蔬菜罐頭（菜心、筍絲、脆瓜）、醃漬蔬菜（酸菜、蘿蔔乾） |
| 水果類 | 各式新鮮水果 | 乾燥水果乾（非油炸產品）、100%純果汁、葡萄乾、蔓越莓果乾 | 稀釋果汁、各種蜜餞 |
| 奶類 | 脫脂白牛奶、低脂白牛奶、低糖優酪乳 | 全脂牛奶、各種調味乳、低脂低鹽乳酪 | 稀釋乳酸飲料、高脂乳酪、冰淇淋、煉乳、各種鮮奶油 |

| | 綠燈 | 黃燈 | 紅燈 |
|---|---|---|---|
| 食物定義 | 新鮮、安全 | 含有些許油、糖、鹽 | 含有大量油、糖、鹽 |
| 食用頻率 | 每天都要吃 | 一年最多吃12次 | 一年最多吃四次 |
| 蛋豆魚肉類 | 各種不含皮和油脂的肉品、蒸蛋、豆腐、豆漿 | 魚鬆、鹹蛋、皮蛋、內臟類食物、虱目魚丸、花枝丸 | 炸雞、炸紅槽肉、炸豬排、麵筋罐頭、肥肉、蹄膀、豬皮、雞皮、培根、火腿、香腸、熱狗、肉鬆、鹽酥雞、肉醬罐頭、貢丸、魚餃、蝦餃、豆腐乳 |
| 油脂類 | 使用量正確的烹調用油 | 花生、瓜子、杏仁、核桃 | 沙拉醬、奶油、花生醬 |
| 飲料類 | | | 汽水、可樂、稀釋果汁、運動飲料、花茶、奶茶 |
| 調味料 | 醋、黑胡椒、白胡椒 | | 沙茶醬、芝麻醬 |

參考資料：飲食看燈行，活力加把勁，教育部與董氏基金會共同編印之教育宣導單張。

　　表格中的幾項食物需要額外說明，例如五穀根莖類的黃燈中，市售的炒飯、炒麵和炒米粉，為了口味的香Q，往往必須加入許多油脂烹調，但是如果是媽媽自己烹調時，就可以衡量用油量，選用了適合的工具和烹調方法，都可以有效降低油脂用量，且增加蔬菜的比例，就不一定真的列屬於黃燈了。

　　蔬菜類和水果中的紅燈項目裡，有醃製的蔬菜或罐頭和蜜餞類食物，剛開始和孩子說這些食物是高鈉的食物，他們一定都不相信，因為有的食物吃起來是甜的。其實，醃製的步驟在第一步都是要加鹽脫去多餘水分，以降低蔬果儲存過程中的微

生物滋生機會，之後才陸續添加甜味劑、色素、調味料，因此有可能成品是酸酸甜甜的，非常順口。媽媽如果很反對這類的食物，也可以告訴孩子這些東西屬於「雙紅燈」，一年只能吃兩次以下，以明確表示家長對這類食物的不支持態度。

蛋豆魚肉類中的紅燈食物，最主要要注意加工品的添加物和隱形油脂含量的問題。可見的油脂，大部分都可以輕易判斷，但是加工品中的油脂，多半是為了增加產品的咀嚼風味，因此也不容易產生警覺性。爸爸媽媽們可以做一個簡單的實驗，當下次烹煮貢丸湯時，讓孩子們觀察，煮湯的過程當中，油脂浮出的情形，就可以以此為隱藏性油脂的證據了。因此，像市售的各種火鍋料，口味雖然變化豐富且很可口，但為了健康的理由，最好不要太過依賴這類食物在烹調時的方便性。

油脂類中的花生醬，是許多孩子風靡的食物選項之一，香甜滑潤的口味，塗在熱饅頭或烤熱的土司上，融入食物中，往往可以直接提振孩子的食慾。只是必須注意食用的頻率和用量，因為也要考慮產品來源，不當儲存的花生是滋生黃麴毒素的很好宿體，而黃麴毒素已經知道是造成肝癌的成因之一，選擇安全的產品，是保護孩子肝臟的首要工作。

家長們可以依照經驗，和孩子們討論哪種食物屬於綠燈，哪種食物是紅燈，當對應了食用頻率和食物選項後，孩子的食物選擇能力將大大提升，下次再想進速食店時，也會稍稍猶豫和計算一下上次造訪的時間，漸漸的，孩子對食物選擇的自制能力，會慢慢養成。

當家長和孩子已經熟悉這樣的溝通方式後，會常常聽見孩子在看見一種食物時，問爸爸媽媽：「這是什麼燈？」家長可以依照營養密度、含油脂、糖和鹽的比例來正確的回答。當然也會出現，孩子明明知道這是紅燈的食物，但總是抵擋不住誘惑，仍然想吃，媽媽可以估算一下孩子的食用頻率，稍微把關和通融，食物是很

輕鬆的生活因子之一，不需要過於嚴肅，只要在家長的安全把關下，以不影響健康發育為前提，孩子會漸漸習慣紅綠燈的選擇模式，慢慢建立正確的飲食觀念。

其實有時候爸爸媽媽也可以因為孩子的生理狀況而修訂紅綠燈定義，例如：過敏寶寶在過敏症狀嚴重時，一些寒涼性的水果，對他們當時而言，都屬於紅燈，但如果身體狀況一切正常時，這些食物又會轉成綠燈。因此，與其採用硬性規定的方式來分類食物，還不如依照孩子實際的身體狀況來隨機調整，這樣一來，孩子也可以理解爸爸媽媽絕對不是因為不喜歡他們吃這種食物，為了反對而反對，而是真的希望孩子們都可以依照身體狀況選擇正確的食物，讓身體更健康。

爸爸媽媽們常常猶豫著一個問題，每天幫孩子們把三餐張羅好，叮嚀他們蔬菜要多吃，炸雞不要常吃，他們到底是被動的吃進已經安排好的食物，還是真的知道為什麼要這麼吃？其實，從他們開始和爸爸媽媽討論「這是什麼燈？」的時候，也是他們開始主動關心自己吃進什麼食物的時候，家長們只要適當的說明各種食物的優缺點，日積月累之後，對飲食把關的觀念將越來越強，當進入國中時期，不僅外食機會增多，孩子的自主性更強，他們對食物的選擇能力會更成熟，如果孩子選的方向是對的，家長擔心的程度就低了。越早灌輸孩子自我健康管理的觀念，不僅讓孩子在體格與生理的發育都更趨健康，家長也可以真的放心孩子的選擇。

# 我會看「營養標示」選擇好食物

介紹完了紅綠燈號誌選食物後，如果遇到不知道如何分類的食物，就要請家長們看一看營養標示，依照上面的說明，為孩子篩選好食物。

一般的營養標示必須有：「熱量、蛋白質、醣類、脂肪、鈉」等五項基本資料，如果遇到商品還標榜「高鐵」、「高鈉」、「含DHA」等不同營養素訴求時，廠商也有義務標示出實際的營養素含量，這是一般消費者不知道的地方，往往為了一個名詞的噱頭，就花了大錢，但是可以吃進的營養素可能遠低於預期。

對於低年級的孩子，可以向他們說明為什麼媽媽選了這種食物，慢慢教導他們認識營養標示；對於高年級的孩子，就可以直接請他們學著依照營養標示挑選食物，如果脂肪和鈉的比例相對過高，就必須小心考慮。除了營養標示外，也要提醒他們注意看清楚「製造日期」或是「有效期限」，在食品安全無虞的狀況下，才能夠由食物獲得真正的健康元素。

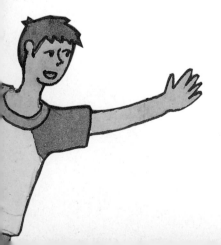

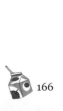

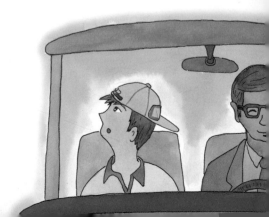

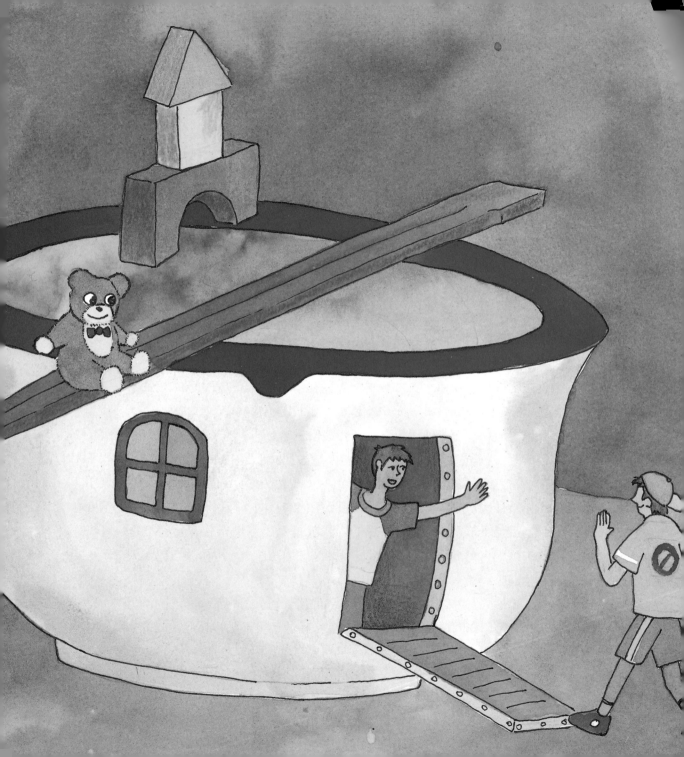

# 故事列車：爸爸的泡麵

　　強強的爸爸因為常常加班，都會好晚好晚才回到家裡，媽媽雖然都有幫爸爸留下晚餐，但是強強的爸爸總是常常請媽媽再多泡一碗泡麵，讓爸爸解解饞。

　　這一天晚上，強強和妹妹已經上床睡覺了，聽到爸爸開門回來的聲音，兩人開始竊竊私語，妹妹說：「哥，我覺得爸爸今天一定又會吃泡麵，他這禮拜都還沒吃過呢！」強強接著回答：「噓，小聲一點，我也這麼覺得，泡麵好香喔！如果媽媽現在真的幫爸爸準備泡麵，我聞到一定會流口水。」「哥，我肚子有點餓了，你覺得爸爸媽媽會讓我們吃泡麵嗎？」妹妹問。強強搖搖頭，說：「想得美，媽媽總是說吃泡麵會長不高，他們才不會讓我們吃呢！」

　　果真被強強和妹妹猜中了，不一會兒，從廚房裡傳出泡麵的香味，妹妹忍不住從被窩裡跳出來，走到餐桌旁，一邊看著爸爸的泡麵，一邊對媽媽說：「媽，我想喝水！」自己就倒了一杯水，坐在爸爸旁邊慢慢喝，「爸爸，你的泡麵好吃嗎？」妹妹忍不住問。爸爸看了妹妹一眼，知道妹妹心裡打什麼主意，笑笑的回答：「不好吃。」「為什麼不好吃？聞起來很香欸。」「味道太鹹了，也太油了。」「如果不好吃，那你為什麼每次都吃光光？」妹妹不相信的又問。爸爸有一點不知道怎麼回答，突然想到自己的「水桶腰」，說：「我就是每次都吃光光，肚子才變這麼大啊！趕快去睡吧，免得明天爬不起來。」妹妹知道爸爸一定不會讓自己嚐一口了，把水喝完就回床上了。

　　沒多久，換強強說：「我要上廁所。」他又來到爸爸的餐桌旁，問：「爸，你今天吃的是什麼口味的泡麵啊？真的很香呢！害我肚子都咕嚕咕嚕的叫。」媽媽這

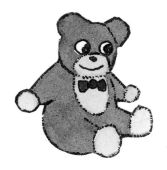

時候過來了，對強強說：「小朋友不能吃宵夜，這是爸爸的晚餐，趕快去睡吧！」「那我要什麼時候可以吃泡麵呢？」「等你十八歲吧，那時候你如果不想再長高了，你就可以吃囉！」媽媽笑著回答。

強強想了一想，十八歲，還有八年耶，那要常常聞爸爸的泡麵味道，口水早就流乾了，「我一定得想個辦法。」強強心裡暗自計畫著。

隔壁的小剛和強強一樣大，雖然同一學校，但是不同班。第二天，強強寫完作業後，就向媽媽說：「媽咪，我去隔壁找小剛玩囉！」沒想到一進了小剛家裡，小剛竟然在泡泡麵，強強又驚又喜，說：「小剛，你太帥了吧！你媽媽怎麼肯讓你吃泡麵？」「泡麵就在櫃子裡，肚子餓了，總得吃點東西再玩吧！我只看到泡麵啊！我媽媽也沒說不可以吃。」強強心裡有一點掙扎，他知道媽媽不准他吃，可是他又已經聞了這麼多年的味道了，不知道吃一口的感覺是什麼，他問小剛說：「小剛，我可以吃一口嗎？」小剛說：「哈哈，你也肚子餓了嗎？要不要再幫你泡一包新的呀？你等一下，我去拿。」強強真的是太高興了，他看著小剛把泡麵包裝打開，加入調味包和熱水，覺得真是太酷了。

小剛說：「就放在這裡，等一下就可以吃了。我們先來玩吧！」「還要等多久呢？」強強好期待的問。「沒多久，三分鐘就可以了。你該不會沒泡過泡麵吧？」小剛回答。強強根本沒心情和小剛玩電動玩具，眼睛一直看著泡麵。「可以吃了嗎？」小剛看了一下，「應該可以了。」強強小心翼翼的吃了第一口，覺得真的好香喔！一下子就把整碗泡麵吃光光。不過，剛吃完後，嘴巴覺得怪怪的，舌頭上覺得鹹鹹的，而且打嗝也都有泡麵味道，覺得口好乾喔！

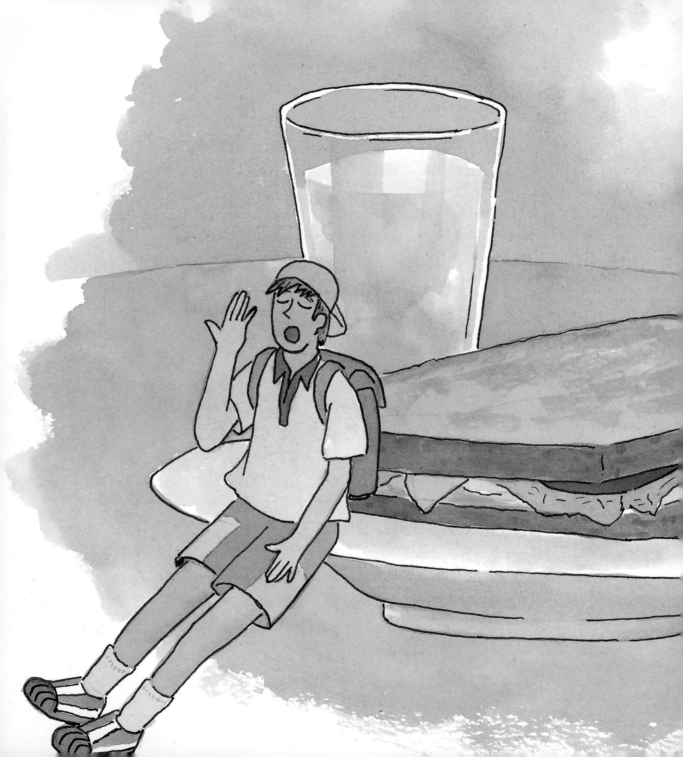

　　強強在小剛家待到晚餐時間就回家了，因為肚子還飽飽的，其實是脹脹的，有一點不舒服。看到媽媽煮了自己喜歡吃的菜，卻一點胃口也沒有。媽媽問：「是不是身體不舒服？」強強回答：「沒有啦！只是還不餓。」強強胡亂吃了一點菜，喝了好多湯，就說吃飽了。

　　這天晚上，強強還是一直覺得口渴，雖然已經喝了很多水，還因為這樣上了好多次廁所，媽媽都覺得奇怪了，問：「強強，你晚上又沒吃什麼，怎麼一直喝水上廁所？」強強不敢說下午吃泡麵的事，只好說：「沒事，我想去睡了。」這晚，雖然強強又聞到爸爸的泡麵香味，但是再也沒興趣了。妹妹還是在旁邊聞著香味問東問西，而強強已經知道，吃個泡麵嘴巴這麼不舒服，自己還是應該聽媽媽的話不吃才對。

## 給小朋友的話

　　小朋友，你吃過泡麵嗎？這可是典型的「紅燈」食物喔！小朋友千萬不要吃，才不會像故事中的強強一樣，整個晚上都口渴得不得了。如果你是中、高年級的小朋友，可以試著看一下泡麵上的「營養標示」，會發現脂肪、鈉、熱量的含量都相當高，蛋白質就比較低了，一包泡麵的熱量約有500大卡左右，光吃一包泡麵，就佔了小朋友一天應該攝取總熱量（2000大卡）的四分之一左右，泡麵中的鈉約有1600毫克，也已經佔了一天建議攝取鈉量（2400毫克）的67%；脂肪約有26公克，有可能已經佔了一天脂肪建議攝取量（約65公克）的40%。這也是為什麼強強在吃過泡麵後會一直覺得口好乾好渴，因為如果平常吃得很健康，一旦吃了太油和太鹹的食物，身體就會抗議囉！

## 給爸爸媽媽的話

　　泡麵是許多家庭裡的必備應急食品，可以列為中式速食的第一選擇，因為方便，口味又多元化，因此常常是大人們宵夜或點心的最愛。泡麵的營養結構，屬於高油、高鹽、高熱量的食品，如果調味包的份量越多，高油和高鹽的問題也就會更加嚴重。

　　速食泡麵的麵體為了口感，會將麵體油炸處理，再加上油包和調味料，都是讓熱量急速攀升的原因，因此無論是大人和小孩，都不宜把它當成常吃的食物，如果真的「想念」泡麵的口味，最好油包和調味料的份量都稍微減少，也看看家裡冰箱有沒有一些蔬菜，可以加到泡麵中一同食用，以稍微平衡泡麵的酸度。許多成人都將泡麵當成是宵夜的第一選擇是很糟糕的想法，身體在睡前2～3小時內，最好就不要再吃東西了，更何況吃這種高鹽、高油的食物，會嚴重影響睡眠的品質，第二天起床，總覺得口渴的厲害，如果嚴重的，可能會覺得眼袋稍微浮腫，因為這些食物在睡前食用，讓身體的水分平衡會更加吃力，也是累積多餘熱量的首要元兇。

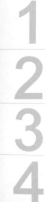

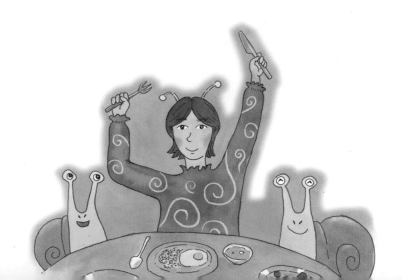

# 故事列車：安安的早餐

安安最討厭星期一，爸爸說星期一早上容易塞車，總是好早就叫醒安安，怕安安來不及上學，爸爸上班也會遲到。

安安根本沒睡飽，半夢半醒的換好衣服，穿好鞋襪，背著書包就準備出門了。媽媽在後面追著說：「安安，你的早餐還沒吃！」「我不吃了，爸爸已經在樓下催我了。」安安回答。「那媽媽幫你裝好帶到車上吃。」媽媽一邊打包一邊說。「謝謝媽媽，媽媽再見。」安安打了一個大哈欠，拿著早餐出門了。

坐上爸爸的車，安安還好想睡，又因為還沒完全醒，所以也不想吃早餐，媽媽今天準備了饅頭夾起司片，還有一瓶保久乳。爸爸在前座對安安說：「安安，趕快吃一吃，不要再發呆了。」「我不想吃。」安安回答。「沒吃早餐上課沒辦法專心喔！趕快吃一吃，老師有規定，一定要吃飽才可以上學的。」爸爸說。

安安接著說：「許多人也都沒有吃，老師又不知道。」爸爸嚇了一大跳，說：「你怎麼知道別人沒有吃早餐呢？」「很多同學都向爸媽拿了錢，不買早餐，買一些自己喜歡的東西呢！然後老師問：『有吃早餐的同學請舉手』時，他們還不是都舉手，老師也不知道呀！」安安有點忿忿不平的回答著。「可是，不吃早餐肚子餓該怎麼辦呢？」爸爸有點不相信的問。「他們也可以拿錢去買喜歡吃的餅乾呀，餅乾可比饅頭香甜呢！」安安說。

爸爸大概知道安安的想法了，爸爸趁紅燈時往後座看了安安一眼，問：「那些不吃早餐的同學，上課會不會發呆或打瞌睡呢？」安安想了一想，說：「會喲！隔壁的小童就是這樣，常常動不動就打瞌睡，每次都還要問我數學題怎麼寫。還有小穎常常因為發呆被老師罰站呢！」安安覺得有一點肚子餓了，說完就開始啃起饅頭

來了，接著又說：「還有一堆同學，早上第二節課如果上體育課，根本跑一下下就說沒力了，真是遜斃了！」

「所以囉，老師是不是真的知道並不重要，重要的是小朋友們自己的身體會沒精神和沒力氣呢！」爸爸很得意的說，「像我們家安安可就是功課棒，能跑能跳的健康寶寶啊！」安安已經吃完了饅頭，也將牛奶喝完了，不小心打了個嗝，覺得很有精神了。前面就是安安的小學了，安安向爸爸說：「爸爸，我到了喔，爸爸再見。」爸爸看著安安的背影，很安心的將車往辦公室的方向開去。

## 給小朋友的話

班上是不是很多小朋友都不吃早餐呢？你自己吃不吃早餐呢？你會羨慕那些從爸爸媽媽那裡拿到早餐費卻又亂花的同學嗎？認真的吃早餐，可以讓身體有足夠的能量，才可以專心的上課，有體力和同學在下課時玩耍。小朋友們可以在前一天晚上就和媽媽商量好第二天的早餐內容，這樣媽媽也比較容易準備，否則媽媽提早起床幫小朋友準備早餐，小朋友又不吃的話，媽媽會很傷心也會很擔心的。如果小朋友擔心吃不完，只需要提早五分鐘起床，先喝一杯溫開水，通知胃和小腸：「起床了，我要吃東西囉！」再把媽媽準備的早餐吃乾淨，刷好牙、換好衣服，就可以很有精神的上學去囉！

## 給爸爸媽媽的話

對於一年級的孩子，從幼稚園八點半或九點才上學的生理時鐘，一下子調整到

六點多要起床、吃早餐,是非常痛苦的事,許多家長為了讓孩子不遲到,或因為家長自己也太晚起床了,來不及準備,就只好給孩子早餐費,讓孩子自己到福利社或是上學途中的早餐店購買早餐。依照營養調查的統計資料,學童約有三分之一是獨自吃早餐的,獨自吃早餐的比例會隨著年齡增高而增加,如果家長平日並沒有注意孩子的購買習慣,可能就會讓孩子拿了早餐費,但是卻不見得買了正確健康的食物當早餐。

其實孩子的早餐,因為食慾一般都不大,媽媽們只要準備一些簡單的內容就可以了,例如:饅頭或土司夾個起司片或果醬、包子,再搭配牛奶或豆漿,也可以讓孩子挑選一些穀麥片,直接加入溫牛奶,份量不至於太多,免得孩子覺得有壓力。早餐對學童來說,一般很難攝取到蔬菜類的食物,但是就饅頭或麵包的選擇,就可以多用全麥類的產品,以增加膳食纖維的攝取。穀麥片也可以加入燕麥粥中,燕麥已經知道對血脂肪的控制有很好的幫助,因此對於吃肉比例偏高的孩子,可以好好利用。許多時候,不是媽媽不願意準備早餐,而是準備了幾次,發現家人東挑西嫌,也就越沒有信心和覺得麻煩了,媽媽可以試著和孩子在前一晚睡前約定好,比較有具體的結論,也不至於每天起床就忙得像無頭蒼蠅,又沒有善意的回饋,影響了一天的情緒。

一般學校的老師都希望孩子可以在家吃完早餐才上學,這樣不至於影響第一節課的進度,而學校的合作社也多半在第一節下課才開始營業,孩子空著肚子要熬過第一節課是很辛苦的。許多孩子表面上自主性很高,拿了錢到合作社要購買早餐時,因為大排長龍又怕趕不回教室,常常就隨便買了就走,也不會注意營不營養、夠不夠吃,可能還覺得可以買少一點以省下零用錢。因此,如果孩子真的不能早起,媽媽最好還是幫孩子準備好早餐帶到學校,利用時間吃完,至少媽媽自己可以

做到品質把關的動作。

不吃營養的早餐，對學童的健康發育是一大阻力，人體經過了一夜睡眠，清晨起床時會有血糖較低的情況，這時候吃進的早餐，就擔負了穩定血糖的功能，讓孩子可以集中注意力，專心的學習，因此品質的選擇很重要。孩子們沒有辦法判斷自己是不是低血糖，但是會透過行為表現出來：脾氣比較急躁、容易發怒，思緒不穩定，容易天馬行空想東想西，無法專注在老師的講課上；身體沒有足夠的立即熱量來源可以提供上體育課的能量消耗，孩子容易虛弱無力；有時還會餓過頭，出現胃痛的症狀。不吃早餐，體重的兩極化也容易出現：如果因為餓過頭了，在午餐時大吃大喝，容易累積更多的脂肪；有些孩子餓過頭了反而吃不下太多午餐，長期下來，就會造成體重發育的遲緩。

許多早餐店的早餐油脂比例較高，雖然可以延緩胃的排空速度，讓肚子不會很快就覺得餓了，但長期下來會造成整體飲食中的油脂比例偏高，因此影響了健康。媽媽在準備的時候，可以依選項搭配：牛奶、豆漿、起司片、荷包蛋或蒸蛋都可以提供優良的蛋白質，土司、饅頭、燕麥片、穀麥片和麵包可以提供足夠的醣類，對發育中的孩子就是最簡單方便的選擇了。

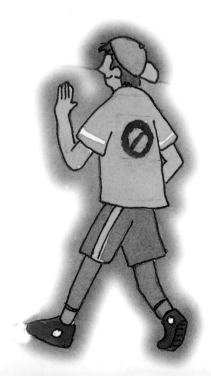

最重要的問題是起床時間來不來得及吃早餐，前一晚讓孩子早點入睡，讓孩子早睡早起，他們也不會因為睡不飽而發一頓起床氣，對媽媽準備的早餐一點食慾也沒有。

# 故事列車：慢吞吞的小青

　　小青做事總是慢吞吞，家裡常常聽到爸爸或媽媽大喊：「小青，快一點換衣服，要遲到了。」「快去寫功課，要不然又要寫不完了！」「快去睡覺，明早才不會賴床。」「早餐趕快吃一吃，快一點，快一點……。」

　　有的時候，小青可以被媽媽催得動作稍微變快一些，但是有一件事，媽媽怎麼催都沒辦法，就是「吃飯」。小青吃一頓飯的最高紀錄是兩個半小時，他常常吃一口飯，一邊看著圖畫書，一口就可以吃上15分鐘，吃到飯菜都冷了，媽媽還得拿去用微波爐再溫熱一下，而且，還不只熱一次。

　　爸爸看不下去了，很生氣的對小青說：「不許再邊吃邊看書了。」小青說：「只有吃飯很無聊，那可以看電視嗎？」爸爸回答：「吃飯就吃飯，吃完才可以做其他的事。」小青很生氣的坐在餐桌前，悶悶的吃著碗裡的飯，耳朵裡卻專心聽著哥哥正在看的電視。

　　小青問：「哥，你今天在看什麼呀？」哥哥看了小青一眼，說：「你趕快吃吧！吃完就可以專心來看電視了。」小青紅了眼眶，說：「我吃不下了。」因為全家人除了小青以外，早都吃飽了，餐桌上只剩下小青和媽媽為他留下的飯菜，小青看到全家人都去忙自己的事了，覺得吃飯更無聊了。

　　媽媽聽到小青說吃不下了，趕忙過來看看是不是小青生病了。媽媽問：「小青怎麼了？你才吃幾口，怎麼會吃不下了？」媽媽回想了一下，小青下午放學時也沒有吃點心，應該肚子會餓才對，怎麼幫他準備的飯菜，根本才動了三、四口，就不想吃了呢？

爸爸走了過來，有一點生氣的說：「你是不是要假裝吃不下，就可以去看電視了？不行，全部吃完才可以下桌。」小青急得大哭起來：「我又不餓，怎麼吃得下這麼多？」爸爸接著說：「媽媽又沒有幫你裝很多飯菜，這些都吃不完，怎麼長高？怎麼有抵抗力？你今天一定得全部吃完才可以下桌，不許再耍花樣！」哥哥看到爸爸這麼生氣，趕忙關了電視，回房間去看書了。媽媽看到爸爸這麼生氣，趕快勸小青說：「小青乖，碗裡剩不多了，要不要媽媽餵你比較快？」小青一邊哭，一邊點點頭，媽媽開始一口一口慢慢餵小青，總算是把飯菜全部吃完了。

小青這並不是第一次讓媽媽餵完飯，媽媽總是擔心他吃太少，即使知道這麼大了，應該要自己吃飯，媽媽還是常常餵小青。雖然已經小學三年級了，小青個頭在班上算是比較矮小的，班上有同學生病，他也一定跟著流行，總覺得每個月都在看醫生。加上吃東西很慢，讓爸爸媽媽很擔心他的營養不夠，他好像做每一件事總是要拖延到最後一秒鐘，才向媽媽討救兵。

爸爸對媽媽說：「你太寵小青了，這樣他怎麼長大，自己獨立？」媽媽也覺得好煩惱，一方面自己吃力不討好，一方面覺得自己該下定決心，好好訓練小青。

第二天，媽媽帶小青一起去買小青的專用餐具，小青選了自己最喜歡的「米老鼠」圖案，有湯碗、湯匙、筷子、飯碗、還有一個好可愛的米老鼠餐盤，小青好高興。媽媽對小青說：「小青，這些餐具會陪你一起吃飯，你就不會覺得無聊了，媽媽剛開始不會幫你裝許多飯菜，你可以先吃完第一碗，再裝第二碗，這樣就不會覺得太多吃不完了。」

小青從這天開始，好像多了一個「朋友」和他一起吃飯，他會小心翼翼的算好米老鼠要吃多少，自己要和他比賽吃光光，再也不會想要一邊吃、一邊看書了。

## 給小朋友的話

　　一邊吃飯、一邊做其它事情，其實是很不禮貌和很不健康的，不論是看書、或看電視，都有可能會讓自己吃得亂七八糟、甚至不小心咬到嘴巴或舌頭。從小養成很好的吃飯禮儀，長大後可是受用無窮呢！在餐桌上專心吃飽的小朋友，爸爸媽媽還可以了解小朋友到底吃了多少、夠不夠，小朋友一定會吃得比較均衡，也不太敢把不想吃的食物偷偷藏起來，身體有了足夠的營養，自然而然就更有抵抗力了。另外，因為長大以後要開始工作，大人們許多時候都會一邊吃飯、一邊談公事，如果已經養成了不好的吃飯禮儀，很有可能就會給別人不好的印象，反而耽誤了自己的工作喔！

## 給爸爸媽媽的話

　　一頓飯要吃好久好久的孩子，比例還不算少，許多都是幼兒時期就養成了不良的飲食習慣，家長有時候是縱容，有時候是自己的不良習慣影響孩子卻不自知，讓情況越來越差。

養成良好的飲食習慣

● **控制吃飯時間在20分鐘：**大腦的飽食中樞大約需要20分鐘的暖身，也就是當開始有食物進入胃後，胃會開始一系列的消化液分泌，和進行食糜攪拌和分解部分營養素的工作，大約經過20分鐘，飽食中樞會開始覺得「吃飽了」，這時候飢餓感已經消失，因此吃東西的速度會開始放慢，食慾也會降低。對於吃飯速度

比較慢的孩子，需要營造一個專心的環境，讓他可以習慣坐在一個定點，全程的吃完預計的份量。這時候，有幾個小細節需要家人的配合：

1. **不要一邊吃飯、一邊看電視或看報紙**：這往往是大人們原來就有的習慣，最好可以配合孩子稍微犧牲一下，過了用餐時間再去看電視，一方面教導孩子正確的用餐習慣，也讓胃部的消化作用可以發揮較好的功能。

2. **給孩子的食物溫度要適中**：孩子一般對食物溫度的接收度，都比較挑剔，但是換個角度思考，這樣也比較安全，避免孩子脆弱的口腔黏膜受到太熱的食物燙傷。因此媽媽剛煮好的飯菜可以馬上分到孩子的餐具中，較小容量較易散熱，也方便孩子馬上食用，否則有的孩子為了等食物變涼，先去做別的事，就會錯過和家人一起用餐的時間，也會降低事後獨自用餐的意願。

3. **避免給孩子有骨頭和魚刺的食物**：有的孩子對於有骨或刺的食物本來就比較排斥，媽媽可以避免給孩子這類菜色，以免增加孩子的抗拒心理；即使孩子不排斥自己挑刺，但是可能為了挑刺去骨而浪費許多時間，超過了飽食中樞的反應時間，也會降低總進食量。

4. **大人即使吃完了，不要馬上離桌**：許多爸爸都是5分鐘就解決一頓飯，速戰速決的結果就可以離開餐桌去做別的事，例如看電視，讓孩子也心神不寧的想知道爸爸在看什麼，其實，現在工商忙碌的生活型態，家人可以真的好好聚在一起的時間其實不多，爸爸可以放慢吃飯速度，盡量在餐桌上陪孩子到20分鐘左右，孩子有爸爸和媽媽的陪伴，比較可以專心，家長也可以關心孩子對食物的進食前後習慣，以了解孩子對食物的喜好程度和原因，這些都會對於進食情況的改善有所助益。

5. **約定好開飯的時間**：孩子的胃容量不大，因此可能會比大人們更容易餓，所以家長要預估孩子肚子餓的時間，盡量在這個時間內供餐，如果超過時間，孩子也許自力救濟，找了不營養的食物填肚子，當然對媽媽辛苦煮好的食物就興趣缺缺了。如果媽媽真的來不及，也至少提供土司、饅頭等比較健康的主食類，就可以稍後再搭配媽媽煮的肉和菜，就營養上也不至於發生偏頗。

● **飯前一小時內避免供應任何點心**：有的家長在家裡隨處放了食物，或孩子自己用零用錢購買了自己喜歡的零食，想吃就吃，份量也沒有控制，下課後就盡情的吃，當然不會對正餐有興趣。家長的態度應該要稍微堅定，不再亂買營養比例不好的零食放在家裡，也要讓孩子學習購買零食的自制力和選擇的能力，更要約定好有哪些時段是絕對不可以吃零食的，漸漸的應該會有一些幫助。

● **適當的按摩**：有的孩子從小就習慣把食物含在嘴巴裡，好久好久也不咀嚼，也不吞嚥，許多家長等急了，多半都先責備孩子，讓孩子對食物的抗拒能力更高。媽媽可以在孩子休息時，稍微按摩孩子雙耳前方，顳顎關節交接處，就是當嘴微微張開時，耳朵前方會出現的凹陷處，用順時針或逆時針方向輕輕壓揉，提升關節咬合的反射能力，每次按摩約5分鐘，漸漸會改善咬合咀嚼的能力。

● **份量的安排**：低年級的孩子胃容量不高，正餐不要給太多的份量。媽媽可以將孩子一天要用的份量，分成四餐次，除了正餐外，安排合宜的餐間點心，這樣就不會讓孩子有太大的壓力。

● **選用合適的餐具**：在孩子還沒有養成良好的飲食習慣時，孩子喜歡的餐具組合也會增加他們乖乖進食的意願，搭配運用整組餐具，也會讓進餐氣氛更活潑有趣，對低年級正要培養正確飲食習慣的孩子，往往是很好的誘因。

## 參考資料：

1. 台灣常見食品營養圖鑑，三軍總醫院營養部企劃主編，行政院衛生署員工消費合作社印製，1998年8月。
2. 台灣地區食品營養成分資料庫，食品工業發展研究所編印，行政院衛生署，1997年。
3. 中華民國飲食手冊，行政院衛生署編，1997年4月。
4. 蔬果的農藥殘留與清洗，翁愫慎、鄭正勇、蔡文珊、陳文德、賴基銘、彭汪嘉康合著，行政院農業委員會指導，財團法人台灣癌症基金會製作，2001年3月。
5. 高纖防癌飲食寶典，彭汪嘉康、林薇、杭極敏、潘文涵、賴基銘、黃如慧合著，財團法人台灣癌症基金會，2000年3月出版。
6. 蔬果防癌飲食寶典，彭汪嘉康、林薇、杭極敏、潘文涵、賴基銘、黃如慧合著，財團法人台灣癌症基金會，2001年9月再版。
7. 兒童之肥胖問題與對策，國家衛生研究院論壇，財團法人國家衛生研究院，2000年7月。
8. 兒童體位之評定及影響因素，國家衛生研究院論壇，財團法人國家衛生研究院，2000年7月。

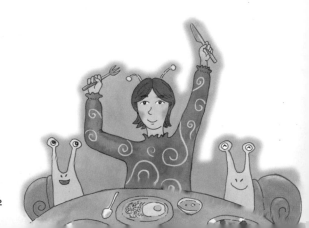

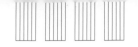

廣　告　回　信
臺灣北區郵政管理局登記證
北　台　字　第 8719 號
免　貼　郵　票

106-□□
台北市新生南路3段88號5樓之6

揚智文化事業股份有限公司　　收

□□□-□□
地址：　　　市縣　　鄉鎮市區　　路街　段　巷　弄　號　樓
姓名：

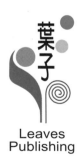
葉子
Leaves
Publishing

書號 L5005　　書名 學齡童的營養書

葉子出版股份有限公司

# 讀・者・回・函

感謝您購買本公司出版的書籍。
為了更接近讀者的想法，出版您想閱讀的書籍，在此需要勞駕您
詳細為我們填寫回函，您的一份心力，將使我們更加努力！！

1.姓名：＿＿＿＿＿＿＿

2.性別：□男 □女

3.生日／年齡：西元＿＿＿＿ 年＿＿月 ＿＿日＿＿歲

4.教育程度：□高中職以下 □專科及大學 □碩士 □博士以上

5.職業別：□學生□服務業□軍警□公教□資訊□傳播□金融□貿易
　　　　　□製造生產□家管□其他＿＿＿＿＿

6.購書方式／地點名稱：□書店＿＿＿＿□量販店＿＿＿＿□網路＿＿＿＿□郵購＿＿＿
　　　　　　　　　　　□書展＿＿＿＿□其他＿＿＿

7.如何得知此出版訊息：□媒體＿＿＿□書訊＿＿＿□書店＿＿＿□其他＿＿＿

8.購買原因：□喜歡作者□對書籍內容感興趣□生活或工作需要□其他

9.書籍編排：□專業水準□賞心悅目□設計普通□有待加強

10.書籍封面：□非常出色□平凡普通□毫不起眼

11. E－mail：＿＿＿＿＿＿＿＿＿＿＿＿＿＿＿＿＿＿＿＿＿＿＿＿＿

12喜歡哪一類型的書籍：＿＿＿＿＿＿＿＿＿＿＿＿＿＿＿＿＿＿＿＿＿＿＿＿

13.月收入：□兩萬到三萬□三到四萬□四到五萬□五萬以上□十萬以上

14.您認為本書定價：□過高□適當□便宜

15.希望本公司出版哪方面的書籍：＿＿＿＿＿＿＿＿＿＿＿＿＿＿＿＿＿＿＿

16.本公司企劃的書籍分類裡，有哪些書系是您感到興趣的？

□忘憂草（身心靈）□愛麗絲（流行時尚）□紫薇（愛情）□三色堇（財經）

□ 銀杏（飲食保健）□風信子（旅遊文學）□向日葵（青少年）

17.您的寶貴意見：

＿＿＿＿＿＿＿＿＿＿＿＿＿＿＿＿＿＿＿＿＿＿＿＿＿＿＿＿＿＿＿＿＿

☆填寫完畢後，可直接寄回（免貼郵票）。
　我們將不定期寄發新書資訊，並優先通知您
　其他優惠活動，再次感謝您！！

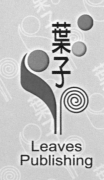

Leaves Publishing

根
以讀者爲其根本

莖
用生活來做支撐

葉
引發思考或功用

果
獲取效益或趣味